女人不衰老的秘密

600年沈氏女科养生法

韩学杰——著

科学技术文献出版社

SCIENTIFIC AND TECHNICAL DOCUMENTATION PRESS

·北京·

图书在版编目（CIP）数据

女人不衰老的秘密：600 年沈氏女科养生法 / 韩学杰著 . —北京：科学技术文献出版社，2023.1

ISBN 978-7-5189-9899-9

Ⅰ .①女… Ⅱ .①韩… Ⅲ .①女性—养生（中医）—经验 Ⅳ .① R212

中国版本图书馆 CIP 数据核字（2022）第 237983 号

女人不衰老的秘密：600 年沈氏女科养生法

责任编辑：王黛君　宋嘉婧　　责任校对：张吲哚　　责任出版：张志平
产品经理：张睿珺　杨　洁　　特约编辑：李楚姿

出　版　者　科学技术文献出版社
地　　　址　北京市复兴路 15 号 邮编　100038
编　务　部　（010）58882938，58882087（传真）
发　行　部　（010）58882868，58882870（传真）
邮　购　部　（010）58882873
销　售　部　（010）82069336
官方网址　www.stdp.com.cn
发　行　者　科学技术文献出版发行 全国各地新华书店经销
印　刷　者　北京世纪恒宇印刷有限公司
版　　　次　2023 年 1 月第 1 版 2023 年 1 月第 1 次印刷
开　　　本　710×1000　1/16
字　　　数　187 千
印　　　张　16.25
书　　　号　ISBN 978-7-5189-9899-9
定　　　价　58.00 元

- 前言 -

亲爱的读者，如果您是为追求健康的身体、美丽的容颜、匀称的身材而来，相信本书不会让您失望！我是中国中医科学院的主任医师、博士研究生导师，第七批全国老中医师承指导老师，从事中医工作已有30余年，同时我也是有着650多年历史的中医"沈氏女科"的第20代传人。

从医这些年里，我在女性养生方面积累了很多宝贵的"小妙招"。医学学院派的严谨和古老中医的精华传承，都在医学求索的道路上给了我很大的支撑，以至于现在我也成了别人眼中的"名医"。当然，这是大家对我的尊称，其实我只是千千万万治病救人医生当中的一员。但相比于"名医"，我更希望做一名"明医"，做一个明白通透的医生，更好地把健康的知识带给大家，更好地为大家服务。

在我门诊的时候，经常有女性患者好奇我的年龄，我偶尔也会反问她们："您猜我多大？"有人就说："您最多40岁出头吧。"我一笑而过，其实我已年近60了。

但是，我20多岁的时候身体状态并不乐观。当时我正值本科毕业，被分配在中国中医科学院广安门医院急诊科工作，一干就是6年。因为工作繁忙，经常加班，日夜颠倒，加上那时的自己又不懂得保养，我不仅身体消瘦，人看起来也非常憔悴，皮肤暗淡无光。当时口腔溃疡反复发作，每个月都要感冒一两次，最后还出现了很严重的心绞痛。虽然我在医院工作，看了很多名医，但效果并不显著。

为了自己的身体，也为了进一步提升，我在30岁的时候重回校园，攻读硕士、博士学位，并跟随恩师"沈氏女科"第19代传人沈绍功教授连续学习了10年。在这个过程中，我的医术渐渐精进，自己的身体也在精心调理下一步步恢复了健康。虽然现在我已年近花甲，但感觉自己的皮肤状态和身体素质甚至比我30岁的时候还要好。

打个比方，女性的身体就像一辆汽车，如果车主是个细心的人，很注重保养，就算汽车开了十几年，也和刚买回来的一样；如果车主是个粗心的人，平时不注重保养，汽车没几年就不行了。

其实女性养生也是如此，"会养生的女人老样子，不养生的女人样子老"。会养生的女人注重身体内外健康的调养，衰老的速度就会变慢，所以看上去是"老样子"；而不懂养生的女人，身体健康的平衡被打破，皮肤和气色都提前衰退，所以就逐渐变得"样子老"。

从内而外的美丽，不仅仅是靠多休息、多运动、用一些高级化妆品就能拥有的，而是需要在科学的指导下，掌握一些女性身体的特点，根据自己的体质，有针对性地调理。

这本书就是希望帮助女性调理身体，学会养生，抗击衰老。本书内容分为五个章节，分别给大家讲解如何活气血、排毒素、养脾胃、调妇科和抗衰老，可以说是一本从头到脚呵护女性的中医养生书。即便您并非医学专业出身，也完全可以从本书中受益。

为什么要从这几方面调养呢？因为这些都是女性养生的重中之重。中医最忌"头痛医头，脚痛医脚"，而是要塑造全身，乃至人与自然的平衡。

首先是"活气血"。古语常说女子"面若桃花"，这并不全是胭脂水粉的功劳，而主要是体内气血充盈的表现。畅通的气血能帮助身体吸收食物的营养精微，惠及身体各处，不仅皮肤好、气色红润，更重要的是，精神状态和免疫力都能得到提升，疾病自然"绕道而行"。

除气血之外，女人养生还要特别注重五脏的保养，其中最为重要的就是"养脾胃"。脾胃是水谷生化之源，也是人的"后天之本"。脾胃好，吃进身体的食物就能够充分转化成营养物质，维护自身的健康。脾虚的女人不仅容易发胖，衰老的速度也非常快，这都是脾胃不好的缘故。

除了养气血和调脾胃，女性还要注意帮助身体排毒和保养妇科。中医所说的"毒"是指身体里的湿毒、寒毒、热毒、瘀毒等代谢废物不能及时排出，蓄积体内即成为毒，当然也包括因日常生活中饮食不节而产生的毒素。如果体内毒素聚集，各种痘痘、雀斑、肿瘤就会找上门来。妇科是女人的"青春之源"，妇科健康状况不好，就会出现卵巢早衰、宫寒、乳腺疾病，甚至导致更年期提前，这直接导致了女性的衰老速度加快。

中医说的"上工治未病"，是指在疾病来临之前就要预防和化解病痛。本书就是希望从养生的角度，帮大家治未病，防患于未然。

沈氏女科推崇"小食小方胜小药"，最大的特点就是效果明显、副作用少，所以本书中提供了很多食疗、茶饮秘方，配合中医按摩等手段，帮助女性朋友从内而外调理身体，永葆青春。

这些方法，有的是古代流传至今的宫廷秘方，有的是我多年的临床研究总结。30多年来，我把这些方法用于临床，取得了很好的效果。不管您是20岁，还是30岁，抑或是40岁以上的女性，相信都能从本书中学到一些实用的、好用的养生方法。

张爱玲说"出名要趁早"，而我想说"养生也要趁早"。早一天开始养生，就早一天获益，会养生的女人才是真正爱自己的女人。让我们一起从本书中感受博大精深的中医文化，拥有美丽的容颜和健康的身体。

目 录
Contents

第 一 章　　**活气血，由内而外好气色**

2

第 二 章　**排毒素，祛斑美白不上火**

3

第 三 章　　**养脾胃，宁心神，病不找**

4

第 四 章　　**调妇科，守护女性秘密花园**

5

第 五 章　　**抗衰老，综合保养逆生长**

第一章

活气血，
由内而外好气色

女人以血为本，只有血足了，面色才会红润，头发才会有光泽，精神也才会饱满。如果女人阴血不足，就会影响到容颜，使脸色变得异常憔悴，皮肤枯槁，面色苍白，头发也会干枯。

一 如何辨别自己的体质

在生活中，有很多现象会让我们感到困惑。比如，为什么我睡觉时手心脚心总是会发热，有的人却非常怕冷？为什么我连喝水都会长胖，别人天天大鱼大肉，却依然非常瘦？为什么我的面部总是很油腻，爱长恼人的小痘痘，但别人的皮肤却细腻清爽，连毛孔都看不到？这种人与人之间身体的差异性，就是我们常说的体质不同。本章就带领大家一起探究体质的奥秘。

根据中医理论，人的体质一般被分为七种类型，分别是阳虚、阴虚、气虚、气滞、血瘀、痰湿、湿热。我们可以通过判断自身属于哪种体质，来选择怎样从饮食、起居、日常调整等方面调整我们的身体状态，从而掌握健康的主动权。

我们先来了解第一种体质——阳虚体质。

到了炎热的夏天，穿短衣短裤，吹空调，吃冷饮，这些对于普通人来说是很正常的事情。但有一些人即使在 40 摄氏度的高温天气，也会用长袖长裤把自己包裹得严严实实，有的甚至穿毛裤、棉背心，稍微吃一点凉的东西就会腹痛、腹泻，手脚也经常冰凉，这类人就是典型的阳虚体质。

阳气是一个整体的概念，它包含了肾阳、脾阳及心阳等，阳虚指的是我们体内的阳气不够"给力"，让我们难以抵御自然界风寒湿冷的干扰。

举一个形象的例子，想象你在寒冷的冬季，身处在一间没有供暖的房子，是不是感到异常寒冷？阳虚体质的人，他的身体就如同这间没有供暖的房子，从里到外都透着寒气。

那么，阳虚体质是如何形成的呢？其实，绝大多数的阳虚体质都是后天造成的，比如经常吃寒凉的食物，在冬天追求"美丽冻人"，不注意保暖等。有些女性穿衣服喜欢露肚脐或者露腰，在应该收敛阳气的夜晚却不好好休息，这些生活中的小细节稍不注意，就会一点点消耗掉我们的阳气。

如何判断一个人是阳虚体质呢？我们来看一下阳虚有什么症状：手脚怕冷，冬天时的手就像冰块般寒冷；腰膝酸软、头晕目眩、精神萎靡、记忆力减退；性欲冷淡、月经量少且色淡质稀；体胖易肿；舌质淡，舌苔薄白，舌边有齿痕。

如果你是这种体质，温阳补气就是调理的要点。

首先，我们可以改善生活、饮食习惯。比如，在秋冬季节注意保暖，夏天避免长时间待在空调房里，平时注意不熬夜；日常饮食多吃温阳的食物，如韭菜、牛羊肉等，少吃生冷寒凉的食物，如西瓜、梨等，也不要吃刚从冰箱里拿出的食物。

其次，我们要多运动，因为"动则生阳"。平时可以多做一些舒缓柔和的有氧运动，比如慢跑、打太极拳等，从而激活自身内在的阳气。大家能否察觉到我们运动后身体会微微发热出汗？这就是"生阳"的表现。

最后，我们还可以通过泡脚，同时按摩涌泉穴，来起到温肾阳的功效。也可以艾灸神阙、督脉，因为督脉是人体的阳脉之海，总管着一身的阳气，而艾草属于阳草，通过艾灸督脉，也能够激发出我们自身的阳气。

我们再来了解第二种体质——阴虚体质。

有的朋友可能会问："既然阳虚体质不好，那我就拼命补阳，把体内的生命之火烧得旺旺的，是不是就不会阳虚了？"当然不是，保持人体阴阳的协调平衡是一条重要的养生法则。如果阳气过于旺盛的话，就会"物极必反"，导致我们体内的"阴液"减少，形成阴虚体质。

什么是"阴"呢？我们体内有大量的血液、汗液、精液、唾液等，相对于阳气来说，这些津液就是"阴"。它们就像生命之泉，在我们的身体里四处流淌，滋润着身体里的每个细胞。

如果体内的生命之泉干涸了，我们的身体失去灌溉，就会呈现出缺水的状态，如同干涸的土地，产生一系列以热为主的干燥症状。比如，有些人平时很爱喝水，但还是总感觉口渴，皮肤干燥、爱脱皮；有些人睡觉时手心和脚心经常会感到发烫，恨不得在脚边放点冰块；有些人总是感觉烦躁不安，脾气也变得越来越暴躁，这些都是阴虚体质的表现。如果你仔细观察，就会发现这类人群常常手心和足心发热、潮热盗汗、口干口渴、心急易怒、失眠多梦、月经提前或量多、形体消瘦、舌红少津。

阴虚体质形成的原因有两种：一种是先天因素，来自父母的遗传，是无法避免的；另一种则是后天因素，比如饮食不当，长期食用辛辣刺激的食物，作息不规律等，这些促成和加重阴虚体质的行为其实都可以避免。

　　阴虚体质调理的要点在于滋阴降火，我们平时应该多吃甘凉滋润的食物，比如百合、银耳、冬瓜等，少吃性温燥烈的食物，比如牛羊肉、辣椒等。同时，应该注意克制情绪，遇事要冷静；在运动时要控制出汗量，并及时补充水分；洗澡时间要短，不宜蒸桑拿。

接下来，说一说第三种体质——气虚体质。

　　首先，我们需要了解一下"气"这个概念。有车的朋友都知道，除电动汽车以外，大部分汽车都需要通过汽油燃烧才能产生动力，而我们体内的很多种"气"，它们就像是汽车里的汽油，为我们的身体提供能量。

　　那么，气虚又是怎么回事呢？气虚是中医理论中的一个概念，比如我们在某段时间生病了或者太累了，就会出现气虚的症状；等到我们的病好了，或者经过一段时间的休息，缓解了疲劳，那么气虚的症状也就消失了。

　　但是，如果我们长期觉得身体乏力、精神不振，稍微活动一下就气喘吁吁，比别人更爱出汗，而且经常感冒，通常是感冒刚好没几天又会复发，这就意味着我们的身体长期处于"气"不足的状态，也就变成了气虚体质。

　　气虚的表现是什么呢？如果是五脏气虚，那么会气短乏力，劳则加重。肺气虚：声音低怯，咳嗽气喘，小便无力；肾气虚：神疲乏力，眩晕健忘，腰膝酸软，小便频数；脾气虚：食欲欠佳，食饱不适，大便溏稀；心气虚：心悸气短，神疲乏力，胸闷憋气；肝气虚：胆小，易受惊吓，失眠易做噩梦。

气虚体质形成的原因有很多，比如大病初愈后元气大伤，长期过度用脑，过度节食等，都会导致我们气虚。

气虚体质的调理要点是补中益气，其中的"补中"就是补脾胃。在日常饮食中，我们可以多吃一些具有益气健脾功效的食物，比如红枣、山药、白扁豆、桂圆肉、黄豆、鸡肉、牛肉等，同时要避免熬夜，适当午睡，避免劳动或剧烈运动时出汗受风，也可以常按足三里这个"长寿穴"来调理脾胃。后面的篇章中也会给大家介绍这个穴位日常的用法。

除了气虚体质，还有一种体质叫作气滞体质，也是我们说的第四种体质。

气滞，顾名思义，就是脏腑、经络之气因受到阻滞变得不通畅了。通过前文我们知道，气是身体的能量之源，它的作用是运行机体和能量转化。当我们情志不畅、肝气不舒的时候，气的运行就会受到阻滞，就如同节假日期间堵塞的高速公路一样，由于气不能顺利地循环运行，久而久之，身体就成了气滞体质。

小说《红楼梦》中的林黛玉就属于气滞体质，曹雪芹在小说开篇就写她"五内郁结着一段缠绵不尽之意"。由于黛玉总是处于敏感压抑的状态，长期心情不舒畅，中医说"悲则伤肺"，因此她得了肺痨，也就是肺结核，最终导致了她的早亡。

在生活中，处世悲观的人很容易形成气滞体质，他们和林黛玉一样，性格内向、敏感多疑，把很多烦心事都压积在心里。气滞体质表现为经常情绪低落，无缘无故地叹气，胸闷气短，容易失眠，食纳欠佳，脸色发青，指甲会出现一些竖棱。

气滞体质调理的要点在于疏肝解郁，注意保持乐观向上的心态、积极的生活态度，不为一些小事儿烦恼，不要总待在家里胡思乱想，而是要经常出去与别人交流。在饮食方面，可以多吃一些具有行气、解郁、消食、醒神作用的食物，比如黄花菜、海带、山楂、玫瑰花等。

与气滞体质互为因果的第五种体质——血瘀体质。

俗话说"十个女人九个瘀"，意思是大部分女性朋友都是血瘀体质。那么，血瘀又是怎么一回事呢？

血瘀是中医理论中的一个概念，简单来说，就是指周行于全身的血液运行受阻，不通畅了，就会使我们的身体出现血脉瘀滞的状态。中医认为，血是不能自己流动的，必须由气来推动，所以气滞体质的人往往会伴有血瘀体质。

血瘀体质的人，脸上容易长各种各样的斑，这是由于血流受阻，身体内的坏死细胞无法排出，造成大量黑色素的淤积。同时，血瘀体质的人还会出现局部刺痛感，这就是"通则不痛，痛则不通"的道理。

血瘀体质的人常有这些表现：脸色发暗，脸上有各种斑点；身体局部疼痛；口唇发紫；月经色暗，伴有血块；痛经，行经不畅；舌质暗红，边有瘀斑、瘀点；舌下脉络增粗，发紫。

除了气滞所导致的血瘀，一些久坐不动、缺乏运动的人，也会因为身体内的气血运行不通畅，容易形成血瘀体质。

血瘀体质的调理要点是活血化瘀。首先，应该减少久坐的时间，比如每工作 1 小时，站起来活动 10 分钟；下班以后不要躺在床上刷手机，而是做一些舒缓柔和的运动，例如骑行、慢跑或者瑜伽，这些运动都能促进我们的血液循环。其次，饮食上可以选择一些补气养血的食物，比如山楂、红枣、玫瑰花、月季花等，从而改善我们身体内的血瘀症状。最后，应该保持足够的睡眠，但不可过于安逸。

除上述方法外，人体脊柱两边有膀胱经，由下向上地进行刮痧也可改善血瘀的状态。

接下来，我们来了解人体的第六种体质——痰湿体质。

一听到"痰"这个词，很多人会从字面意义去理解，觉得是不是喉咙里的痰多了？那么吐出去或者化一下痰就可以了。其实不是这样的。

根据中医理论，将痰分为有形之痰和无形之痰，有形之痰指的就是从呼吸道咳出的分泌物，无形之痰则是指身体内的体液，因失去了正常的运行途径和规律，逐步凝结为一种黏稠状的、有害的液体。这种液体是咳不出来的，留伏在体内时间久了，就使我们成了痰湿体质，可能会引发各种病变，如甲状腺结节、乳腺增生、子宫肌瘤等。

那么，哪些习惯容易导致痰湿体质呢？比如，长期偏咸饮食，经常摄入高脂肪、高蛋白、高热量食物；经常受到寒冷侵袭，或长期居住在气候潮湿的地方；长期喜卧，久坐少动等。这些行为都容易伤害我们的脾胃，使其运化功能失常。体内的津液无法及时气化，体内水分多了，也就成了痰湿体质。

痰湿又被称为"阴邪"，一般喜欢向下走，作用于人体的下半身，造成腿部和腰腹部脂肪的堆积。所以，痰湿体质常见于肥胖人士，他们体形肥壮，腹部和腿部的肉却很松软。

痰湿体质的主要表现有舌苔厚腻，口黏不爽；体形偏胖，头重如裹，犯困嗜睡，四肢沉重；大便黏腻，白带量多等。

痰湿体质调理的要点在于化痰利湿，我们平时应该保持室内干燥，穿衣要透气，没有晒干的衣服不要穿，并且要避免淋雨、涉水；在饮食方面，应该以清淡食物为主，多吃白萝卜、冬瓜等，少吃过甜或过于油腻的食物，否则会对脾胃造成更大的伤害。

《黄帝内经》中说"脾主身之肌肉"，因此通过运动肌肉，能起到健脾的效果，所以痰湿体质的人应该多进行户外运动，但因为他们大多体形肥胖，容易疲倦，所以在运动时应该注意循序渐进。

最后来说一个比较特殊的体质——湿热体质，也是我们要说的第七种体质。

为什么说湿热体质比较特殊？因为在中医理论中，湿属阴，热属阳，它们本来就是一对矛盾体，现在却融合在一起，必然会争出一个强弱，但是无论哪一方力量更强大，作为战场的身体必然会元气大伤。

因此，湿和热这两方的厮杀会使湿热体质的人浑身上下散发着一种混浊之气，脸上变得油腻腻的，并且经常会长点痤疮、小疖子等，这就是湿热体质的症状。

判断自己是不是湿热体质，可以通过以下几个方面：舌苔黄腻，咳吐黄黏痰，口气重、有臭味，口舌干燥不欲饮，白带色黄有味，身体燥热，大便黏腻，皮肤瘙痒，有痤疮，易过敏，面色暗黄，脸部油腻，头发出油，经常感觉身体沉重、头昏脑涨等。这些都是湿热体质的典型症状，而且以上症状会在夏季加重。

长期抽烟、喝酒、熬夜、滋补不当及长期生活在湿热环境中，都容易使我们成为湿热体质。

湿热体质调理的要点是清热利湿，相对于前面的六种体质，湿热体质的人饮食更需要清淡，尽量避免食用辛辣油腻的食物，瓜果蔬菜是首选，可以常喝赤小豆、绿豆粥，多吃空心菜、黄瓜、丝瓜等，这些都是具有清热祛湿功效的食物。

湿热体质的人更适合多进行运动，只要身体条件允许，运动的强度可以适当大一点。但要注意的是，由于盛夏时节的暑湿较重，所以要选择在清晨或太阳落山前的傍晚运动。

由于湿热体质的人大多性格比较急躁，睡眠质量较差，所以我们应该尽量克制自己的焦躁情绪，避免熬夜，白天还可以适当午睡一会儿，有利于情绪的改善，情绪变得好了，湿热体质才可能会慢慢转变。

那么，女性朋友容易出现哪些体质呢？因为女人以血为本，肝为先天之本，最容易气血亏虚，心神失养；同时，女性生性敏感，容易肝郁气滞，毒素内阻；最后就是饮食不节、衣不适宜所致的寒凝胞宫，导致妇科疾患丛生。请大家对号入座，看看自己属于哪种类型。

- 结语 -

　　这节我们主要讲了人体的七种体质，它们分别是阳虚体质、阴虚体质、气虚体质、气滞体质、血瘀体质、痰湿体质和湿热体质，并简单介绍了这七种体质所产生的原因，有什么表现，以及调理的方法。后文将结合我在诊疗过程中遇到的案例，系统地讲一讲这七种体质，并为大家提供详细的调理方法，希望能够对你有所帮助。

二 如何不用化妆品，也能面若桃花

在中医理论中，有一个词经常被人们所提起，它就是"气血"。那什么是气血呢？在生活中，我们经常会听到"气血不足"的说法，尤其对于爱美的女性朋友来说，气血不足会直接体现在脸上，人会看起来毫无精神，即使用最贵的化妆品也不能拯救脸色的憔悴。

那么，女性朋友又该如何补气血，让自己由内而外变得更美丽呢？在下面的内容中，我就为各位朋友讲一讲什么是气血，以及如何正确地补血养阴，才能让我们容颜不老，面若桃花。

1. 何谓气血

中医理论认为，血是循行于脉中且富有营养的红色液态物质，气则是人体内活力很强、运行不息的极精微物质，二者均是构成人体和维持人体生命活动的基本物质。在我国现存医书中最早的经典之一《黄帝内经》中有这样的记载："人之所有者，血与气耳。"强调气血是生命的根本，其他物质都是围绕着气血而运行的。

由此可见，气和血是人体内的两大基本物质，那它们之间又有什么关系呢？在中医理论中，气与血之间的关系可以用两句话来概括："气为血之帅""血为气之母"。这两句话的意思是说，气可以统率血，而血又能生成气，气和血是互相依存的。

血是不能自主流动的，必须有气来推动才可以流动，也正是因为有气的作用，才能保证血在血脉里流动而不跑到外面去。而气必须要依附于血才能存在于体内，两者关系可以说是"皮之不存，毛将焉附"，无血则气散。

2. 气血不足的表现

通过上面的内容，我们了解到气血是生命活力的源泉。但是，现代很多上班族经常熬夜加班，饮食也不规律，这些行为都在无形中消耗了气血。并且，由于月经会消耗气血，所以女性普遍存在气血不足的情况，有的可能还会出现贫血，这无疑会影响到我们的健康。那么，气血不足的女性朋友会有哪些表现呢？

举一个我诊疗过的案例。曾经有一位女性朋友向我诉苦，说她天天晚上加班，孩子最近又特别调皮，什么事都爱和她对着干，每天都感觉心力交瘁，晚上总失眠，白天又打不起精神，总觉得头晕头痛，心慌气短，双腿无力，最近照镜子时感觉自己好像突然老了十岁。

我仔细观察了一下她的面色，发现她看起来确实十分憔悴，脸上一点血色也没有，黑眼圈非常重，是典型气血不足的症状。于是，我给她开了点中药调理，两个月后她的症状就消失了。

中医理论认为，女人以血为本，只有血足了，面色才会红润，头发才会有光泽，精神也才会饱满。如果女人阴血不足，就会影响到容颜，使脸色变得异常憔悴，皮肤枯槁，面色苍白，头发也会干枯。

特别是 30 岁之后，我们的身体状况开始走下坡路，首因就是气血开始逐渐衰退，随之而来的就是各种皮肤问题，比如说脸部皮肤很容易出现暗褐色斑点，皮肤变得不通透，甚或没有血色，暗黄枯槁，成了"黄脸婆"。虽然可以用一些化妆品进行遮盖，但是这样的解决方式只是治标不治本，想要面如桃花，最主要的是注重日常的保养和调理，才能由内而外的美。

除了面色、皮肤、头发的变化，气血不足还会出现如指甲干裂、视物昏花、手足麻木等症状，这是因为肝经失去了血的滋养。由于精血同源，血的不足还会引发肾精不足，从而导致健忘心悸、失眠多梦、精神恍惚。

3. 为什么女性容易出现气血不足的现象

《黄帝内经》中有这样的记载："妇人之生，有余于气，不足于血，以其数脱血也。"这句话的意思就是说，相比于男性，女性生来就气有余而血不足，加上各种因素对阴血的耗损，就更容易表现出阴血不足了。

除此之外，对于女性朋友来说，各项生理活动的进行都必须有充足的血作为支撑，比如月经、妊娠、哺乳等都是极其耗气伤血的。然而，现代生活节奏越来越快，很多女性结婚后不仅要承担家庭的责任，还要拼命工作，加班熬夜也就成了常态，这些压力不断摧残着我们的身体，消耗着我们的精力。这时如果不注意滋阴养血，再加上劳倦、情志的损伤，就很容易导致气血不足。

4. 如何判断自己是否气血不足

教给大家一个实用的小方法，只要家里有镜子，你就可以轻松判断出来。

首先，望皮肤。

气血两亏首先表现在皮肤的色泽上，也是最明显的症状。正常的面色应该白里透红，富有光泽和弹性；而气血亏虚的女性朋友，面色肯定是苍白的，因为气血不能上荣于面，特别是嘴唇周围，唇色暗淡无光，因此在临床上，有些医师会根据唇色的变化判断患者是否气血不足。比如，前文案例中的那位朋友，就是典型的气血不足。

其次，望眼睛。

有人说眼睛是心灵的窗口，心主血脉，眼睛的颜色反映了气血的充盈与否。俗话说"人老珠黄"，指的就是当你气血不足的时候，眼睛的颜色就会变得混浊发黄。举个简单的例子，有些女性朋友喜欢熬夜工作，中医认为熬夜容易耗气伤血，每次熬完夜之后，眼睛干涩，眼袋重，这都是气血不足的表现。

再次，望头发。

"发为血之余"，这句话很好地说明了头发反映气血盛衰的特质。正常的发质应该乌黑柔顺，浓密亮泽；如果头发出现枯槁泛黄、开叉，抑或出现"少白头"的情况，都反映了机体气血不足。

最后，望耳朵。

耳朵是人体的"全息胚"，它的形态就像一个在子宫中孕育的胎儿，和我们的五脏六腑相对应，气血充盈，脏腑的功能就强盛，所以耳朵也可以间接地反映气血是否充盈。若耳朵红润，耳垂肥厚柔软，摸着微微发热，说明气血充足；如果出现耳轮干涩，耳垂僵硬，摸起来感觉冰凉，则说明机体气血不足。

以上四点都是判断气血是否亏虚的常见方法，你可以对照一下来辨别自己是否有气血不足的表现。

5. 调理气血不足的药方

如果发现自己处于气血不足的状态，那么此时养颜的重点就不再是使用何种护肤品来调理皮肤，而是应先补养气血。有哪些中医养生的妙方可以补气血，让我们变得更精神呢？下面为大家介绍两种药方。

5.1 补气仙芪饮

组方搭配：生黄芪 5 克，仙鹤草 10 克。

功效主治：黄芪善补肺脾之气，仙鹤草又名脱力草，对于气血不足导致的头晕、头痛、心悸、胸闷、全身酸困无力等症状有很好的治疗作用。本方使用黄芪配仙鹤草，用于治疗气虚出现的疲劳、乏力。

黄芪：有益气固表止汗，利水消肿生肌的功效。《汤液本草》中云："补五脏诸虚不足，而泻阴火，去虚热，无汗则发之，有汗则止之。"黄芪能抗肿瘤和提高机体免疫力，同时还能抗心肌损伤、增强心肌收缩力，保护心脏，降低患心血管疾病的风险。

仙鹤草：有收敛止血、截疟、止痢、解毒、补虚的功效。现代药理发现仙鹤草具有降糖、止血、抗血栓、抗肿瘤的作用，同时对阴道滴虫也有显著的杀灭作用。与黄芪同用，补气效果明显，适用于长期胸闷气短的人群。

煮服方法：将生黄芪、仙鹤草二者用冷水泡 15 分钟左右后大火煮开，再小火煮 20 分钟后即可饮用。每周服用 1 ～ 2 次，每次 150 毫升左右。

使用注意：不宜过量服用，适量即可。本品为补益之剂，有实证表现的人不宜使用，如有气滞湿阻、食积内停、痈疽初起或溃后热毒尚盛等，以及阴虚阳亢者均需慎服。

5.2 益气养心散

下面我给大家介绍一个师传的方子。这是我的师爷叶心清老中医传下来的秘方，经过了临床不断改良，效果更佳。取西洋参 3 ～ 5 克，三七粉 3 克，赤灵芝 5 克。

西洋参：有补气养阴、清热生津、抗心衰的作用。

三七：能养血活血、消肿定痛。

赤灵芝：补五脏之虚，有安神定志、增长智慧、调节睡眠的功效。

功效主治：益气养心散能补气养血、安神定志，对心悸乏力、心慌气短、记忆力减退、情绪低落的治疗效果较佳，也适用于各种原因引起的心力衰竭、心绞痛、心肌炎等，是补气养血的重剂。

煮服方法：取西洋参、赤灵芝冷水泡 15 分钟，大火煮开，再小火煮 20 分钟后即可饮用，冲服三七粉。

讲一个我自己的故事。1989 年，23 岁的我在大学毕业后被分配到广安门医院急诊科，在地下室工作了 6 年后，因为长期的夜班，生物钟紊乱，导致我经常失眠、心律失常、心绞痛，那时候我基本上每个月都会感冒，同时记忆力减退，体力也很差，使用了各种方法治疗效果不佳。后来在跟师学习时，我接触到益气养心散，服用一段时间后心悸、心绞痛完全缓解，睡眠也没问题了。同时，经过我临床不断地摸索，益气养心散长期服用效果更加显著，现在我的气色和皮肤比 30 多岁的时候还好，记忆力也增强了。

6. 食疗方

下面我给大家推荐两个食疗妙方。

6.1 桂圆大枣饮

首先给大家推荐一个特别简单的自制茶饮：桂圆大枣饮。具体的做法非常简单，就是用开水泡桂圆肉和大枣。

桂圆肉：也叫龙眼肉，富含维生素、蛋白质、磷脂及无机盐等。《滇南本草》中记载它有养血安神、长智敛汗、开胃益脾的功效。建议每天可以食用五颗。

大枣：富含蛋白质、脂肪、糖类、胡萝卜素及多种维生素，有补脾养血、安神养颜、调失眠、通大便等作用。每天食用三颗就可以，泡水的时候把它撕开，效果会更好。

感冒发热，口舌生疮，腹泻者慎用。

6.2 阿胶鸡蛋汤

第二个方法是一个特别有效的食疗古方，也是我推荐给那位朋友的方法，操作易行，叫作阿胶鸡蛋汤。

阿胶：是由驴皮熬制成的胶，滋阴补血的效果非常好，是女性常用的滋补品，而且可以防止皮肤老化，促进新陈代谢，增强免疫力。中国古医籍《医林纂要探源》中记载阿胶能够滋阴养血、调经安胎，经常服用有美容养颜之效。

具体做法：取阿胶 5～10 克，用开水化开，再加入调匀的鸡蛋，煮成蛋花，还可以加入适量蜂蜜或白糖来调味，每周喝两三次就可以了。

朋友按照我给的方法服用了一段时间后，果然感觉到精神好转，气色也明显好起来了。

7. 外治法——按揉足三里及血海穴

说了这么多内服的方法，下面我教大家一个行之有效的外治方法，那就是按揉足三里和血海穴，能够帮助我们补益气血、疏通经络。

足三里：为足阳明胃经的合穴，同时也是胃经的下合穴。它具有疏经通络、升清降浊、调理脾胃、补益气血、扶正培本的作用。足三里的简便取穴方法：沿小腿正前方胫骨，由下向上滑动，直至触及骨头突出部位时，向外一拇指距离，按压有酸胀感，即为本穴所在。按压该穴可以调理胃肠系统疾病，是临床中常用的保健要穴。每天早晚可逆时针方向按揉本穴 1 次，以有酸麻胀痛的感觉为度，每次 3～5 分钟，有舒压解乏、强壮身体之效。

血海穴：是脾经所生之血的聚集处，为生血、活血的要穴。该穴的简易取穴法：屈膝 90 度，右手五指张开，掌心按压左膝盖，五指向上，拇指呈 45 度斜置，拇指尖下即为本穴。临床上常用本穴治疗月经不调、痛经、经闭、崩漏、贫血等病证。每天可用艾条灸此穴 5 ~ 10 分钟，以周围皮肤有温热感为度，或者可以逆时针方向按揉穴位，起到温补气血，通经散寒之效。

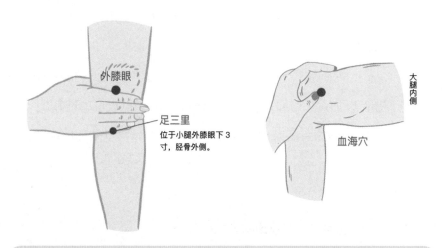

外膝眼

足三里
位于小腿外膝眼下 3
寸，胫骨外侧。

大腿内侧

血海穴

- 结语 -

这节内容首先讲了中医理论中"气"与"血"这两个概念和它们的关系，其次还教了大家判断气血不足的方法，也就是我们的"四看法"，最后我分享了两个补气养血的妙方——补气仙芪饮及益气养心散，另外介绍了两个食疗妙方——桂圆大枣饮和阿胶鸡蛋汤，以及一个外治法——按揉足三里及血海穴，帮助我们补益气血，疏通经络。

要想拥有由内而外好气色，面若桃花，重中之重就是养好气血。大家可以通过以上方法补养气血，恢复年轻好气色！

三 告别肝郁气滞，让身体肿块自然消失

在生活中，总是有一些女性经常心情不好，容易焦虑、悲观，遇到一点小事都觉得了不得，就像《红楼梦》中的林妹妹，很多事情都想不开。

我有一个朋友也是这样，就拿这次新型冠状病毒肺炎来说，她每天都非常焦虑，总担心自己得病，怕得不得了，已经完全超出了正常的担忧，出门的时候戴手套、穿自制的防护服，唯恐碰上了病毒，见了人也不敢说话。跟爱人相处的时候，她也敏感多疑，很小心眼，总是怀疑丈夫把钱给了婆家的人，丈夫回家晚了怀疑他有外遇，所以夫妻关系也很紧张。其实，这不仅是性格问题，很大一部分原因是身体出了状况，只是她自己不知道。

1. 肝郁气滞产生的原因

什么原因会造成心情郁结、焦虑悲观呢？中医认为，这很有可能是肝郁引起了气滞血瘀。有言道"气为血之帅"，气能行血、摄血，并参与血的生成，因为血是不能自己流动的，必须有气来推动才可以流动。但是，

如果人体内的气运行不畅，甚至出现停滞，那会产生怎样的后果呢？

中医理论中有一句非常有名的话："气行则血行，气滞则血瘀，气虚则血虚。"我们需要注意这五个字："气滞则血瘀"，这个"滞"是停滞、滞留的意思，一旦人体内的气停滞了，就会导致血脉瘀滞，简称为"血瘀"。

2. 气滞血瘀的人有什么特点

气滞血瘀的人通常有长期情志不畅、心情抑郁的表现，长期的肝气郁结会导致气不通畅，缺乏气的推动和运行，就很容易出现血瘀的情况，身体就会容易出现甲状腺结节、乳腺增生、子宫肌瘤、卵巢囊肿等疾病。怎么判断自己是不是气滞血瘀？除了心情上的问题，我们还可以看以下几个方面。

第一，面色发青。肝主青色，主疏泄气机。肝气郁结时，血脉瘀滞，氧气供应不充足，则皮肤发青，我们有时讲某人气得脸发青，就是这个缘故。

第二，舌质暗红，边有瘀点瘀斑，舌下脉络增粗。舌通过经络与脏腑相连，肝脉瘀滞、气血不通时，舌质变为紫暗色。

第三，手部有明显青筋，大鱼际及虎口部位色青，食指对应肝胆，气机不畅时血脉瘀滞也会表现在手部。

第四，指甲色青，有竖棱。肝其华在爪，肝血瘀滞时，指甲也会有变化。

3. 气滞血瘀产生的影响

首先，气滞血瘀的人大多会出现身体的疼痛，比如四肢疼痛、头疼、痛经、双侧胁肋部胀痛等。在中医理论中，有一句名言叫作"通则不痛，痛则不通"，可以想象，气血都已经瘀滞了，经络瘀堵的身体怎么会不痛呢？

其次，对于女性朋友来说，气滞血瘀所带来的影响更为严重。中医认为，气血失调、血脉瘀滞是妇科疾病的重要病机之一。女人以血为用，以血为本，因为妇女的月经、妊娠、分娩、哺乳等生理活动都必须依赖于阴血。一旦肝脉瘀滞，血脉运行迟缓，就会阻滞局部甚至全身的血液运行，那我们的容颜就会受到影响，面色会暗沉，甚至变得青黑。

除此之外，我们还会出现月经不调、痛经等。长此以往，甚至会出现闭经、崩漏、乳腺结节、甲状腺囊肿、子宫肌瘤、卵巢囊肿及恶性肿瘤等情况。

此外，很多朋友患上心血管疾病也和血瘀有关，比如说心律失常、冠心病、心肌梗死等。可以说，气滞血瘀是百病的根源，所以大家在平时需要格外注意。

4. 如何调理气滞血瘀

在此给大家推荐两个食疗妙方。

4.1 三花饮

具体做法：取玫瑰花3克，白梅花3克，白菊花3克，用开水冲泡，即可饮用。

玫瑰花：能理气解郁、活血散瘀和调经止痛。

白梅花：也叫绿萼梅，有散郁开胃、升阳气、解毒生津的功效。

白菊花：也叫瑞连草，可以清肝明目、清热解毒。

适用于有以下表现的人：脾气急躁易怒、面红目赤、口腔溃疡、月经色黑不畅或乳房胀痛等。我推荐这类肝火旺盛、血脉瘀滞的人群时常饮用三花饮。

禁忌：脾胃虚寒，腹泻、腹胀，月经量大者勿用。

4.2 佛手木瓜红花粥

曾经有一位女性朋友找我帮她调理身体。她每次月经都会痛经，月经量少而且颜色非常暗，还会出现血块，乳房也总是有胀痛的感觉。平日她的脾气非常急，很容易发火，脾胃功能也欠佳，这其实就是典型的肝郁气滞所导致的血瘀，我用一道药膳帮助她调理身体，收到了非常好的反馈。

这里我把这道药膳也推荐给各位，有类似情况的朋友可以照着以下方法做，药膳的名字叫作佛手木瓜红花粥。

鲜佛手：有健胃止呕、行气止痛的功效，常用于肝胃不和引起的胸闷气胀、恶心呕吐的人群。现代药理研究发现，它有抗氧化及保护心脏的作用，另外还可以抗肿瘤。

鲜木瓜：能健脾消食、舒筋活络。它含有大量的木瓜酵素与蛋白酶，能够缓解腰膝酸软、手臂发麻、水肿及消化不良。

桃仁：能活血祛瘀、润肠通便、止咳平喘。临床上常用于经闭、痛经及便秘的患者。

红花：能活血通经、散瘀止痛。临床上常用于经闭、痛经、恶露不行及血脂高、脂肪肝的人群。搭配桃仁一起用，还会使效力倍增。

具体做法：先将 10 克桃仁捣烂，然后加入红花 6 克，煎 15 分钟，去渣取汁，然后加入粳米 100 克，煮半小时后，再加入新鲜的佛手、木瓜各 20 克，煮成稀粥。在服用的时候，也可以加入红糖调味，每周喝 3 ~ 4 次就可以了。

佛手木瓜红花粥有健脾和胃、活血通经兼以祛瘀止痛的效果，适用于因气滞血瘀所导致的经闭、月经不调及冠心病、心绞痛等。我的那位朋友听从我的建议，回去服用了一段时间之后症状明显缓解。

现在很多女性朋友都会因精神压力过大而导致肝郁，如果你有同样的症状，可以试试这个食疗方，同时也要注意调节情绪，减压放松。

需要注意，桃仁和红花这两味药都是孕妇禁服的。另外，平日大便稀薄、月经量大或淋漓不断的朋友也不宜服用，因为桃仁、红花有通便活血的作用，食用后会加重之前的症状。

5. 运动调理方法——八段锦

女子养生既然如此依靠气血，那怎么才能让气血更通畅呢？除了我们刚刚讲的食疗药膳方法，还可以用运动的方式让身体经络保持畅通。"流水不腐，户枢不蠹"，气血在体内运行通畅，女人才能越来越美丽。

八段锦是一套独立而完整的健身功法，起源于北宋，至今有 800 多年的历史。古人把这套动作比喻为锦，意为五颜六色，美而华贵。这套功法动作舒展优美，有祛病健身之效。

下面我就教大家用中医八段锦的第一式"双手托天理三焦"，来帮助我们疏通经络、调和气血。

具体做法：可以身体直立，或微微地靠在墙上，五指相互交叉，掌心朝上慢慢托起，腰背部沿着墙壁向上拔伸，抬头挺胸，脚尖也随着微微踮起，做完一次用双手从颈部到腿部拍打一遍，每次做 8 遍。

按照上面的方法，每天晨起的时候做一次，可以疏通全身的气血经络，促使全身上下的气机通畅，血液布散，从而使周身都得到元气和津液的滋养；还可以使我们的身体挺拔、不驼背，另外对颈椎病引起的腰酸背痛也非常有效。

气血的运行和人体经络密切相关，目前有一部分朋友对经络持有怀疑的态度，认为中医所说的"气""精""经络""穴位"是不科学的，不过是一些玄虚的东西。其实并不是这样的，古代先贤们发现的这些知识以及技术能够流传几千年，必然有它存在的道理，只是我们现在无法用仪器和现代的手段检测出来。

中医经络从产生到成熟经历了漫长的时间，在现代也分成了中医骨伤、推拿、针灸等专业。在漫漫历史长河中，这些传统中医技能有着举足轻重的地位，最重要的一点就是它能够治病保健。

现代比较时髦的美容方法，就是用仪器按摩脸。这项各大美容养生馆里都在运用的技术，其实就是从中医推拿学演变而来的，在很早以前，宫廷的女子就用此法来驻颜了。

6. 外治法——按摩阳陵泉和太冲穴

当然，很多女性朋友没有时间天天去美容院按摩，现在就再教大家按摩两个穴位，在家就可以调理气机、美容驻颜，这两个穴位分别是阳陵泉和太冲穴。

阳陵泉为足少阳胆经的合穴、下合穴，同时该穴也为八会穴之筋会，在小腿做伸直弯曲活动时，位于小腿外侧，膝盖的外下方有个活动的腓骨头，其外下方的凹陷处即为本穴。

《灵枢·邪气脏腑病形》中提出"合治内府"，其意为下合穴能够治疗六腑病证，因此本穴对于胆腑病证如黄疸、胁肋痛、口苦以及肝胆火旺证均有明显疗效，同时本穴为八会穴的筋会，因此用这个穴位治疗筋病、下肢麻木疼痛也有较好疗效。

太冲穴为足厥阴肝经的原穴，位于脚背，在第1、第2根脚趾之间，简便取穴方法：用拇指沿两趾缝隙处由下向上滑动，至触及硬骨时，向下按压，如果你按下去有点疼，就说明找对了。

《灵枢·九针十二原》中说"五脏有疾也，应出十二原"，原穴是脏腑原气的聚集之处，当脏腑发生病变时，就会反映到相应脏腑原穴，因此容易生气的人多数在太冲穴会有结节，每天使用按摩棒或手指按压5～10分钟，有平肝熄风、清热利湿、通络止痛之效，同时对一些糖尿病足底麻木者也有治疗效果。

穴位按摩的方法简单、效果好，也没有副作用，平时在家里就可以自行操作。

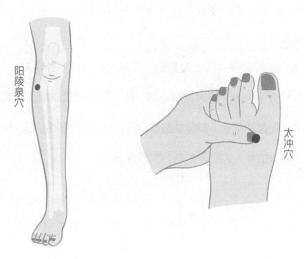

阳陵泉穴

太冲穴

7. 如何预防气滞血瘀

《黄帝内经》中说"上工治未病",意思就是最好的医师治病是防患于未然的,那么我们平时怎样预防气滞血瘀呢?在这儿简单提三点原则。

第一,要调控好自己的情绪;第二,饮食有节,少吃生冷、辛辣的食物;第三,生活作息要有规律,尽量在晚上 11 点之前休息。女性朋友们只有在平时多注意身体的变化,尽早赶走气滞血瘀这个健康路上的"拦路虎",才能拥有更加健康美丽的身体。

- 结语 -

这一节首先讲了导致气滞血瘀的原因;其次,讲了气滞血瘀对人们身体的危害,尤其是对女性产生的不利影响;再次,我分享了四个调理气滞血瘀的方法,包括两个食疗妙方,一个是三花饮,另一个是佛手木瓜红花粥;运动的方法是八段锦的第一式双手托天理三焦及穴位按摩阳陵泉和太冲穴。

最后,我想把在网上看到的一段话送给各位女性朋友:"人生最大的财产是健康,最大的财富是心足,最大的胜利是无嗔,最大的成就莫过于不论在何时何地,都能够悠然自得。"让我们相信自己,快乐生活!祝天下所有的女人都貌美如花,面若桃花。

四 易胖体质的调理秘诀

在日常生活中，女性朋友最关心的，除了容颜就是身材了。

俗话说"一白遮三丑，一胖毁所有"，其实，肥胖不仅影响我们的容颜、身材，也容易带来疾病，比如月经失调、脂肪肝、心脑血管疾病等。现在的年轻人生活节奏都很快，休息时也更愿意宅在家里，不爱出门运动。久而久之，肥胖的人越来越多。

我身边有很多朋友都在减肥，但减肥却不是一件容易的事。有朋友跟我说自己每天吃的饭并不多，也做一些运动，可是体重却一点不掉，感觉喝口凉水都长肉。那么这到底是什么原因导致的呢？从中医的角度来看，问题很可能就出在体质上。

1. 什么是易胖体质

易胖体质具有一定的遗传性，如果一家人都很胖，那么很有可能是先天的易胖因素的原因。其实，绝大多数人的肥胖是后天因素所导致的，因为我们身体里的器官受到了损伤，摄入多而排泄较少，自然也就成了易胖体质。

易胖体质跟我们身体里的脾胃、肝脏和大肠都有密不可分的关系。大多数后天的肥胖都是摄入过多，排泄较少造成的，正常的人排泄物每天大概有 3 ~ 4 斤。如果我们吃了太多高热量、高蛋白、高脂肪的食物，肝脏的负担加重，代谢功能减弱，解毒能力变差，毒素就会慢慢沉积。此外，熬夜、喝酒等不良的生活习惯都会造成肝脏受损，导致脂肪肝、酒精性肝硬化等。

另外，如果肺气虚，则会导致大肠推动无力，出现便秘、小便量少，这些问题都是导致我们变胖的原因。

除此之外，还有一种女性特别常见的由脾虚引起的假性肥胖。因为一旦脾失健运，体内的水分代谢就会出现异常，过多的水分积攒在体内，身体自然而然也会变胖。

正常健康的女性朋友的肌肉应该是饱满的，身板是挺直的，而那些脾虚型肥胖的女性朋友，不但看起来很胖，而且脸部、腹部、臀部这些地方的肉摸起来软软的，一点也不结实，整个人看起来呈现出一种松松垮垮的状态。

2. 为什么易胖体质的人大多脾虚

首先，我们来了解一下脾的功能。《素问·灵兰秘典论》中称："脾胃者，仓廪之官，五味出焉。"脾在五行中属土，为阴中之至阴，称为"后天之本""气血生化之源"。

脾还有运化水液的功能，是指脾对水液的吸收、转运输送及转化作用。《素问·玉机真脏论》中称脾有"以灌四傍"的生理功能。若脾失健运，津液输布代谢障碍，水液停聚，则会导致痰饮、水肿、胀满痞塞等病证，故《素问·至真要大论》中说："诸湿肿满，皆属于脾。"

3. 脾虚失调之后会怎么样

脾性主升，喜燥恶湿，也就是说脾喜欢处于温燥的状态，不喜欢潮湿的环境。假如湿困脾，即体内湿气太重，就会反映为脾的运化功能失调，就会出现腹胀或痛、纳少、便溏、身体困重浮肿、体重增加等问题。

平时说到脾胃，我总和大家提"病从口入"。现代人由于压力过大，所以口味偏重，喜欢吃肥甘厚腻、辛辣的食物，尤其是一些女性朋友，嘴上喊着要减肥，却从来不控制自己的饮食，诸如四川火锅、麻辣烫、洋快餐等重口味的食物，每天吃得没有节制。久而久之，脾胃就会不堪重负，出现虚弱的症状。

中医认为，脾胃是后天之本，为气血生化之源，我们吃进去的水谷精微，经过脾胃的运化，可转化为精气，从而化生气血。

脾虚失健，无力运化，就会导致浊脂聚生，这就是我们常说的"脾为生痰之源"的原因。痰湿泛溢肌肤或停滞体内，就会出现"连喝水都长胖"的窘事，进而导致肥胖。中医认为，肥胖者多痰湿，湿困脾土，体内的痰湿会进一步阻滞气的运行，影响脏腑功能，继而陷入肥胖的恶性循环。

4. 脾胃失调造成的易胖体质还有什么症状

举个例子，我曾在出诊中遇到一个患者，她只有30多岁，但已略显老态，同时她很胖，特别是腰腹部，有很多肉堆积在上面，就像套着游泳圈，走起路来有种臃肿疲惫的感觉。

经过交谈我得知，她之所以会这么胖，是因为她饮食不规律，一周有六天都在胡吃海喝，平时也不爱运动。但是，这次她来找我，并不是咨询如何减肥，而是想要治疗其他病证。

这位患者告诉我，她最近总是感觉自己很疲乏，浑身没有力气，每天都感觉睡不醒，并且早上醒后，发现枕巾全湿了，两三天就得换洗一次。

听完她的描述，我给她把了把脉，判断她是典型的脾虚型肥胖，我和她说："你现在的脾太虚弱了，一定要在饮食上有所控制，要把身形保持好，不能继续这么胖了，你现在才 30 多岁，还年轻，所以才没出现什么大毛病，等到了四五十岁，高血压、糖尿病等疾病就全来了。"这位患者听完我的告诫，也感到很不好意思，连连点头答应。

脾虚的女性朋友大多都有一个明显的症状，就是非常嗜睡，并且经常感觉浑身没有力气，每天也打不起精神。有些人更严重一些，就会像上面那位患者一样，在睡觉时出现流口水的症状。

除上述症状外，脾虚型肥胖的女性朋友在临床上还会表现出舌苔厚腻、脘腹胀满、纳差口淡、呕恶嗳气、口气较重、身体沉重、体重增加、头重如裹、头目不清、嗜睡健忘、白带量多且呈清水状或黏稠状、大便黏滞不爽或者腹凉腹泻、月经量少、下半身发凉等症状。同时，肥胖也是诱发心脑血管疾病、代谢疾病甚至是癌症的根源之一，所以各位有肥胖问题的朋友务必要重视起来。

5. 为什么脾虚证肥胖的人很难减肥

我以前有一个同事，平时吃得很少，却依然很胖，上个六七层楼，我们一点事都没有，她却已经气喘吁吁了。而且，她的舌头两边有明显的齿痕，即使在炎热的夏天，我们一开空调，她还是会穿上外套。

脾气虚弱，所以脾运不佳，舌边有齿痕；阳气虚弱，所以才会怕冷。像我这位同事的肥胖，靠一般的减肥方法是很难减下去的。

因为脾虚而肥胖的女性朋友，如果采用节食、大量运动的方法来减肥，只会让原本虚弱的身体更加羸弱，导致更多的病证出现。

中医认为，要解决脾虚型肥胖，首先要益气健脾，就如上文中提到的那位患者，我就给她先用了一些益气补脾的药物，并且给她制定了详细的饮食方案，经过一年多的调理，她睡觉流口水的症状消失了，也不像原来那么胖了，感觉年轻了好几岁，时常发微信感谢我的医治。

6. 如何解决脾虚证肥胖

这里介绍两个食疗妙方。

6.1 荷叶菊花决明茶

首先给大家推荐一个特别简单的自制茶饮：荷叶菊花决明茶。此方出自《中医良药良方》，有清肝泻热、利湿通便功效，经过我改良后效果更佳。

具体做法：需要准备白菊花 5 克，生决明子 10 克，生荷叶 10 克，生山楂 10 克，绿茶适量，然后用沸水浸泡代茶饮。刚开始本茶饮可以每日服用，当症状缓解后则需要减量，每周喝三次即可。

生决明子：入肝、胆、胃、肾经，有清热明目、散风热、利肝胆的功效。

它最早出现在《神农本草经》中，据记载能治青盲，就是治疗眼睛疾患，久服益精光，也就是说长期食用可使得眼睛明亮。现代药理研究发现它有降血脂、降压、减肥及通便的功效。

白菊花：性凉，味苦，主治斑疹、痘疮入眼，有清肝明目、清热解毒、泻火通便、利尿降压的功效，最早出自《卫生宝鉴》。我在临床上还发现，白菊花对慢性结膜炎、眼睛红、针眼等久治不愈者疗效较佳。每天取用 3 ~ 5 克，用开水冲，先熏眼，等放温后再服用，临床上调治效果颇佳。

生山楂：又叫红果、山里红，具有消食开胃、活血化瘀的功效，药理研究发现它能降脂减肥，可以用于消化不良、血脂高及肥胖者。

生荷叶：能够清火泻热、凉血止血、润肠通便。它含有黄酮类化合物，具有很强的抗氧化作用，能抑制脂肪的吸收。

要注意的是，脾胃虚寒、胃酸多、腹泻及月经量大的人不要喝。

我朋友家的女儿，一米七左右的个子，体重 200 斤左右。她因为太胖，没有自信心，也不谈男朋友。她妈妈带着她找我调理甲状腺，并且悄悄告诉我，想让她姑娘减肥，再把月经调理一下。但是，因为她女儿的工作需要经常出差，没法坚持喝汤药，所以我就给她开了这个茶饮方子，没想到这个姑娘一个月就减了 8 斤，三个月减了 18 斤，她特别开心，也更有自信了。

6.2 木耳黄豆粥

第二个特别有效的食疗妙方叫木耳黄豆粥，这个粥的来源还有个故事。

有一次我偶遇老院长，觉得他退休后身体变得清瘦了，面色也红润了，就问他有什么养生高招，他告诉我他每天都喝一种粥，连续喝了一段时间后，体重就下降了，而且颈部的血管斑块也消失了。这个粥的做法非常简单，准备泡发的黑木耳 10 克，红枣 3 个，生薏苡仁 100 克，黄豆 50 克，把这些食材洗净后熬粥，分两次食用即可。

木耳：也叫云耳、树耳。味甘，性平，归胃、大肠经，具有益气补血、润肺镇静、降脂、化结石的功效。黑木耳含有丰富的纤维素，可以促进肠胃内积存食物的运行，帮助体内垃圾、毒素和脂肪的排泄，从而达到减肥瘦身的效果。

红枣：味甘，性温，归脾、胃经，具有补中益气、养血安神、润肠通便、缓和药性的功效。

生薏苡仁：味甘、淡，性微寒，归脾、胃、肺经，具有健脾止泻、利水消肿、美白肌肤的功效。现代药理研究发现它有抗肿瘤的作用，但孕妇慎用。

黄豆：味甘，性平，归脾、大肠经。它富含蛋白质，具有健脾利湿、润燥消肿的功效，可用于脾气亏虚、水肿胀满者，可以提高免疫力，被誉为"植物肉"。

这道食疗妙方可以有效地降脂减肥、健脾祛湿，一周可以喝 2 ~ 3 次。但脾胃虚寒、肝肾功能异常、痛风、消化不良以及腹泻的人不要喝。

7. 外治法——按揉或艾灸中脘穴

除了服用荷叶菊花决明茶及木耳黄豆粥，还可以按揉或者艾灸中脘穴，帮助我们健脾祛湿，消浊排脂。

中脘穴位于上腹部，脐上 4 寸，想要找到这个穴位，需要先找到胸骨下端，胸骨下端和肚脐连线的中点处即为本穴所在之处。

中脘穴为任脉经穴，所谓"经脉所过，主治所及"，任脉总任六阴经，调节全身阴经经气，有"阴脉之海"之称，它具有调节月经、妊养胎儿、促进女子生殖功能的作用。同时中脘穴为胃之募穴、八会穴之腑会，该穴能够治疗各类消化系统疾病，如腹胀、腹泻、腹痛、腹鸣、吞酸、呕吐、便秘、黄疸等。此外，对一般胃病、食欲不振、目眩、青春痘、精力不济、神经衰弱等都有调理作用。

按揉中脘穴，能够促进胃肠的蠕动，从而帮助脂肪燃烧、减少脂肪的堆积、降低血脂。

便干时，顺时针方向揉中脘穴 50 ~ 100 次；便稀时，逆时针方向揉中脘穴 50 ~ 100 次。当胃部受寒着凉时，可以艾灸 5 ~ 10 分钟。

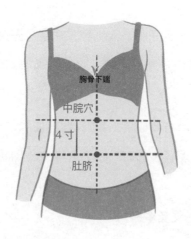

　　这一节首先讲了什么是易胖体质，以及为什么易胖体质的人大多会脾虚；其次，讲了脾虚型肥胖表现出来的症状，这类肥胖人群为什么很难减肥；最后，我分享了两个调理易胖体质的食疗妙方，分别是荷叶菊花决明茶和木耳黄豆粥，以及按揉或艾灸中脘穴的外治法。

　　中医认为"脾胃健，气血盛，则肌肉丰腴，肢体强劲"，这句话的意思是，如果一个人脾胃好的话，气血、肌肉和肢体都会处于最健康的状态。所以，让我们养护好自己的脾胃，控制饮食，加之适当的运动，持之以恒，相信你一定可以拥有健康又苗条的好身材。

五 想要"小 V 脸"，快速去湿气

我相信大多数女孩子对于如何快速去湿气，打造"小 V 脸"有着异常浓厚的兴趣。虽然我觉得圆圆的脸也很可爱，但现代女性的审美大多偏好"小 V 脸"，因为这样的脸型在拍照的时候，无论从哪个角度拍都好看，所以人们说"脸小一分，颜升十分"。

我身边就有这样的女孩子，把拥有"小 V 脸"当作目标，有人甚至去做溶脂手术，或者抽脂瘦脸手术。但是，这些瘦脸的方法往往不长久，治标不治本，过一阵就会被打回原形，对身体也有一定伤害。其实，让我们的脸看上去胖的原因，并不完全是脂肪型的肥胖，很多时候是身体里的湿邪在捣乱。

我的一个朋友在最近一年胖了许多，尤其是脸变得圆润不少，脸上的肉摸起来松松软软的。她说自己每天都昏昏沉沉的，上班没有精神，下肢发沉，身体表面也总有一层黏糊糊的汗，尤其会在暑天加重，甚至因为头昏乏力有几天都没法上班。

像她这种表现，就是典型的湿气太重导致的，尤其暑天是一年中湿气最盛的季节，人很容易被湿邪侵扰，因此她头昏腿沉的感觉也会更加明显。她平时就爱喝冷饮，吃冰镇的食物，总觉得燥热，特别到了夏季，更是冰凉食物不离手，但是每每吃完这些寒凉的食物后，她头昏腿沉及出黏汗的症状都会加重。她体内湿邪泛滥最主要的原因，就是寒凉食物吃得太多。

中医认为，湿邪分为外湿和内湿两种，外湿大多是因为长期居住在潮湿的地方，或者是不良的生活习惯所导致，比如经常涉水、淋雨，洗完澡不吹干头发就睡觉等，而湿邪困脾，会导致脾脏的虚损。

1. 湿邪与哪些脏腑相关

内湿主要与我们身体的三个脏器有关，分别是肺、脾和肾。肺为水之上源（主要与上半身的循环相关）；脾为中间的水官，它与腹部器官的功能及水液代谢有关（它起到承上启下，调节水液代谢，把水液和营养物质运行到全身的作用）；肾主温煦气化，为水的原动力及源泉，主管人体全身水液，若水液代谢失常，则水湿可停留在下半身。

第一个脏器——肺，主通调水道。

肺主管运行水液，它主要是疏通、调节全身水液的通道，同时肺主管上半身的水液，为水之上源。如果肺的通调水道功能失常了，水液代谢就不能正常循环，那么体内的汗、尿不能及时排出体外，人就会出现面部水肿、尿少等病变。比如说咳嗽、气管炎、肺气肿的人，容易出现眼睑及颜面浮肿，如果病情再加重，例如肺源性心脏病、新型冠状病毒肺炎、白肺等患者就会出现尿少、全身浮肿，甚至身体器官衰竭等症状。

第二个脏器——脾，主运化水湿。

脾被称为"水之中州"，也就是说脾主管身体中部的水液，中部包括脾胃、肝胆、胰腺、肠道，故《素问·至真要大论》中说："诸湿肿满，皆属于脾。"

脾有运化水液的功能，对全身的水液具有吸收、转运、输送及转化的作用，所以无论是外湿困脾，还是脾之阳气亏虚，水液的循环变慢了，这些水湿停留在皮肤，身体就会出现肿胀、浮肿。如果水湿在肠道里停留太多就会出现大便稀，或者腹泻。如果脾的运化水液功能失常了，人就容易出现腹部胀满、不想吃饭、体重增加、大便稀等病证。

第三个脏器——肾，主水。

肾主水就是指肾有主持和调节全身水液代谢的功能，故肾又有"水脏"之称，为水之下源，主管身体下部的水液，下部包括肾、膀胱及下肢；也说它为水之根，即是全身水液代谢的总指挥。

《素问·逆调论》中说："肾者水脏，主津液。"肾阴和肾阳对参与水液代谢过程的各个脏腑都有调节作用。所以说，肾阳虚的时候，肺、脾、肾、肠等脏腑水液代谢功能失常，就会出现尿少、尿闭的症状，或者出现小便清长、尿量明显增多、尿失禁或小便余沥等症，形成下肢浮肿及全身浮肿的状况。所以人体水液的代谢是一个多脏腑参与的复杂过程。

2. 体内湿邪过重会有什么表现

一般情况下，我们的肉眼是看不到水湿在体内运行的，但是如果我们的身体出现失和的现象，最先会在面部显现。

原因很简单，水谷入胃，全凭借着脾阳运化，脾有十分之阳，就能运化十分之水谷。如果脾虚了，缺少了阳气，就会有几分水谷无法被顺利运化，导致在体内堆积，而脸部又属于肢体末端，自然会最先出现水肿的症状，随后出现腹胀、腹满、大便溏稀、舌苔厚腻、食物无味以及大便黏腻不爽的现象。

肺主通调水道，肺气虚，水湿代谢失常，溢于肌肤，则会出现眼睑及面部浮肿、咳嗽咳痰、痰液清稀、气短乏力、后背发凉等症状。

肾主水，具有温煦气化功能。肾具有肾阴、肾阳两种物质，若水液代谢失常，则见浮肿（头面及下肢浮肿明显）、小便频数、尿色清淡、夜尿较多、白带清稀、月经量少或者闭经、身体沉重等表现。

3. 拥有"小V脸"的方法

俗话说"千寒易除，一湿难去，湿性黏浊，如油入面"，肺、脾、肾的功能失调，会让我们体内的水湿快速堆积，所以那些抽脂瘦脸、节食利尿的减肥方法，大多治标不治本，而且还会对健康不利。那么，想拥有"小V脸"，有什么安全的好办法吗？

最重要的就是日常饮食的改变，以清淡为第一要义，忌食高盐、高热量食物。还可吃一些白萝卜、冬瓜、豆芽、黄瓜等消肿利湿的食物，或含有纤维素较多的蔬果，能增进肠道的蠕动，有利于排便，从而排出肠内过多的毒素以及代谢废物，有助于减肥和清洁肠道，对瘦脸也有一定的功效。

4. 减肥和瘦脸的食饮方

4.1 橘皮茯苓茶

给大家推荐一个特别简单的自制祛湿茶饮：橘皮茯苓茶，非常适合上班族饮用。这个方子出自宋代《鸡峰普济方》，具有理气燥湿、化痰止咳、祛脂消肿、健脾和胃的功效。

具体做法：准备茯苓5克，陈皮5克或者新鲜的橘子皮半个。将茯苓、陈皮洗净，放入保温杯中，在杯中加入热水，等待5分钟即可饮用。常喝这道茶饮，还可以使我们口气清新，吐气如兰。

陈皮：又名橘皮，味辛、苦，性温，归脾、肺经，有理气健脾、燥湿化痰、疏通肝气、疏泄胆汁、促进胃肠功能的效果。现代药理研究发现，陈皮具有抗氧化、降脂、抗炎、保肝的功效。

茯苓：又名云苓，味甘、淡，性平，归心、脾、肾经，有淡渗水湿、利水消肿、健脾宁心的效果。现代药理研究发现，茯苓具有利尿、镇静、抗肿瘤、降血糖、增加心肌收缩力的作用。同时，茯苓多糖还有增强免疫力的作用。

4.2 山药薏苡仁芡实粥

第二个食疗妙方是山药薏苡仁芡实粥，有健脾益气、固肾止泻之功效。它的组方自古有之，并受到知名医家推崇，做法也非常简单。准备山药100克、生薏苡仁100克、芡实50克，先将芡实、生薏苡仁浸泡一晚，山药洗净去皮切段，将三种食材放入锅中加水，同煮熬粥，熟后即可食用。

芡实：味甘、涩，归脾、肾经，有健脾祛湿、固肾涩精、延缓衰老的功效。古书记载久食有延龄益寿的作用。研究发现它含有蛋白质、脂肪、碳水化合物、粗纤维及多种矿物质及硒元素。硒元素具有抗癌及抗氧化的功效，它也可以调治夜尿多、遗尿等。

山药：味甘，性平，归脾、肺、肾经，有补脾养胃、生津益肺、补肾涩精的功效。研究发现它能够美白祛斑、收缩毛孔、利水瘦身,被称为"神仙之食"。山药在《神农本草经》中被列为上品补益药,同时,现代研究发现它有降血糖及减肥的功效。

生薏苡仁:也称生薏米,味甘、淡,性凉,归脾、胃、肺经,有健脾渗湿、利水消肿、除痹、清热排脓的功效,也被称为益寿的"仙丹"。现代研究发现它具有抗肿瘤、降血糖、抗炎镇痛、提高免疫力、调节血脂代谢、抑制骨质疏松等作用。

我在临床上遇到过这样一个患者,她每天早上都会颜面浮肿,身体也觉得特别沉重,夜尿四五次,症状在月经前加重,月经也淋漓不断,月经前后体重相差9斤。经过中药及这个食疗方调理了两个月,她的身体浮肿渐渐消失,体形恢复,体重下降了14斤,身体也感觉轻松了许多。

5. 面部肌肉提升法

面部肌肉提升法是我自创的方法,为什么我要用这个方法呢?因为随着年龄的增大及地球引力的影响,人的面部肌肉在28岁后就逐步下垂。

大家是否发现自己的脸型圆润了,有双下巴了?为什么会这样呢?

因为,面部是阳经经脉聚合的地方,中医讲面部经络有九条,我们熟悉的几个部位与经络都有关联。例如,头部两侧是胆经及三焦经的循行路径,大肠经围绕着口唇,小肠经在耳朵的前面……六腑阳经都会聚在面部,五脏六腑在面部都有反射区。所以,经络通则百病消,血液清则颜如玉。我们可以通过刮痧刺激,达到改善面部血液循环的效果。

今天教大家的面部肌肉提升法,分为两步。第一步,双手搓热,左右手分别由下颌部往上搓,至前额到发迹线算一次,重复做30次;第二步，食指弯曲，从下颌部沿着面颊往上捋，至耳根部，每次做 30 遍，每天做两次。

这个方法可以改善面部血管的微循环，促进血液、淋巴液、体液的循环，使皮肤、毛孔、细胞得到充分营养，维护皮肤的弹性状态，使肌肤变得更加紧实，加快脂肪的代谢，有助于瘦脸，还能激发肌肤的"潜能"，有排毒养颜、舒缓皱纹、行气消斑、保健美肤的功效。

6. 外治法——按摩大横穴

按摩大横穴减肥是医家常用且有效的方法，在这儿教大家两种按摩手法，帮助我们祛湿减肥。

大横穴隶属足太阴脾经，位于腹中部，乳头之下与肚脐（神阙穴）水平线的交点上，距脐中 4 寸，左右各 1 个。此穴为祛湿大穴，因它具有运转脾经利水湿的作用，故全身的湿气都可以由它驱除，该穴还具有调理肠胃、健脾助消化的作用，能够促进身体营养吸收和水谷运化，同时可以治疗腹痛、泄泻、便秘等疾病。

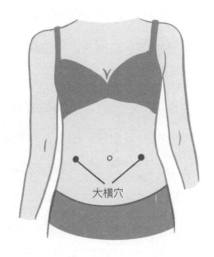

大横穴

按摩大横穴的第一个手法为两拇指一起按压两个大横穴，持续按压 5
秒后松开，再反复按压，每次 30 下。第二个手法是用手掌以顺时针方向
按摩腹部 20 ~ 30 圈。坚持按摩可以通便祛湿，加强人体新陈代谢，调
理脏腑，提高机体的抵抗力。坚持每天按摩 1 ~ 2 次，一段时间后就可
以看到效果。

我的朋友运用上面这些方法调理了三个月，体重下降 10 多斤，脸也
小了一圈，最重要的是精神倍增，脚下生风。

- 结语 -

这一节首先讲了湿邪产生的原因，湿邪与肺、脾、肾三脏的关系，
以及为什么脾虚会导致内湿；其次，讲了为什么脸胖是因为体内湿邪导
致的；最后，我分享了四个祛湿、瘦脸的食谱以及方法，分别是橘皮茯
苓茶、山药薏苡仁芡实粥、面部肌肉提升法和按摩大横穴。

想要拥有"小 V 脸"，就需要我们养好自己的脾胃，驱除体内的
湿气。坚持使用上述四个快速祛湿气的方法，相信会对大家的身体健
康有所帮助。

六 手脚寒凉绝不是小事

俗话说"十女九寒"，大部分女性朋友都十分怕冷；尤其是在冬天，很多女孩都跟我说，不管穿多厚，手脚从来没热过。而且，很多女孩脚爱出虚汗，越冷汗越多。到了晚上，自己睡觉都暖不热被窝，非要弄个热水袋才能睡着。

如果你也是这样，那一定得注意了，因为手脚寒凉绝不是小事情，这提示我们的身体已经出现了问题，如果不进行调理，很容易导致疾病的发生。因此，我将分享几个小方法，来帮助各位女性朋友，彻底告别手脚寒凉。

如果想要调理改变这种状态，首先我们就要搞清楚，为什么女性朋友会特别怕冷。这主要和女性的生理特点及平时的生活习惯关系密切。

通过前面的内容，我们知道，气和血是人体内的两大基本物质。从阴阳的角度看，气属于阳，能够推动、温煦血液或脏腑精气；血则属于阴，可以濡养、滋润人体的脏腑、经络。

中医理论认为，女子属阴，男子属阳。《本草纲目》中就有这样的记载："女子，阴类也，以血为主。"由于女子属阴，寒气同属阴，阴胜则寒，所以女性朋友易受寒邪。

在寒冷的冬天，有些女性为了美丽，喜欢穿一些超短裙和短裤，还有些女性生活作息不规律，并且喜欢吃生冷及冰镇的食物……这些不良的生活习惯，都与阳气升发肃降的规律相悖，导致我们体内的阳气消耗过快。

若我们体内的阳气不足，就会畏寒怕冷，尤其是四肢、背部、腹部、头部这些位置，更容易怕冷，长期发展下去，很容易罹患和阳虚相关的疾病，例如痛经、心绞痛、关节痛等。

1. 阳虚有什么危害

根据我的诊疗经验，阳虚的形成与职业有一定的关系，例如在银行、酒店、教室、电视台、冷库等经常吹空调的地方工作的女性一般都有阳虚的问题。

我曾在门诊遇到一个 30 多岁的女老师，她不论是冬天还是夏天，都很怕冷，手脚始终都是冰冷的，平时也没有什么食欲，吃什么都不香，而且容易腹胀。

在和她交谈时我发现，不论问她什么问题，她都要反应很久，说话也是有气无力。她跟我说，平时上课总要说很多话，而且最近教室一直开着空调，加上身体本就不舒服，现在感觉说话特别没力气。

当老师的时间长了，因为说话太多，很容易耗伤肺气。但是像这位老师的情况，不仅仅是肺气不足，外加感受寒凉，久则伤及阳气，不能温煦四肢，所以表现为手脚冰冷；脾阳不足，所以气短懒言，也没什么食欲，吃点东西就腹胀、腹泻。因此，我给她开了温补阳气的药物，喝了一段时间后，她的手脚就不再冰冷了，精神也好了很多。

阳气是推动人体生理代谢和机能运转的动力源泉，所以在中医养生中，特别强调护卫人体的阳气。阳气不足，很容易导致寒从内生，使阳气更加虚损；而外寒也会导致气血凝滞不通，从而产生多种疾病。

阳虚的女性朋友，不仅会出现疲乏劳累、嗜睡倦怠、腰膝酸软、头晕目眩、精神萎靡、记忆力减退的症状，有些女性还会出现性欲冷淡、月经量少、色淡质稀等症状，气色也会受到影响，不仅衰老得快，甚至还可能出现经前腹痛、体胖长痘、手脚怕冷、下肢浮肿等症状。这些都和阳气不足密切相关。

2. 如何判断自己是否阳气不足

教大家从三个方面来判断。

第一，感觉手部的温度。一些阳气不足的女性，冬天摸她的手就像把自己的手放到了冰箱里，寒冷刺骨，有时摸完她们的手，我的手都会被冻得发疼。

第二，观察面部颜色。这类人面色发白，或者㿠白，眼睑及面部易浮肿。

第三，看舌质。阳气不足的人通常舌质淡胖，舌苔薄白，边有齿痕。

3. 如何获得更多的阳气

古代医著《妇人大全良方》中指出，对于妇人病，应以补益和散风寒为主。补益很简单，我们可以多吃一些具有升发阳气作用的食物，例如韭菜、大葱、香椿等。另外，养阳最应从肝入手，而味酸入肝，所以经常吃酸性食物，比如梅子、樱桃等，对于养阳也有一定作用。

至于散风寒，就要求我们平时要注意保暖，月经期间尤其不要吃生冷食物，尽量少碰凉水。阳虚的女性朋友经常犯困、睡不醒，"慢运动"可以有效解决这个困扰，最好在有阳光的日子里，选择散步、八段锦、太极拳等舒缓的运动方式，或是到户外郊游，让身体沐浴在阳光下，使身体的经脉活动起来，促进气血运行，以微微出汗为宜，这样也可以升发阳气。

不过要提醒大家的是，最好不要进行大量的剧烈运动，这样不仅会使养阳效果变差，更容易导致身体过于劳累而内伤五脏。

4. 有助于阳气升发的食饮方

下列几个食饮方能帮助各位女性朋友的手脚从此"温暖如初"。

4.1 核桃桂杞茶

首先推荐的这道茶饮叫核桃桂杞茶。准备核桃仁 3 克，肉桂 1 克，枸杞子 5 枚，红茶 3 克，然后在砂锅中放入适量的水，将准备好的食材放入砂锅中，煮 20 ~ 30 分钟，每天代茶温饮即可。

核桃仁：也叫胡桃仁，味甘、涩，性温，归肝、肾、肺经，有补肾温肺、润肠通便的作用。《神农本草经》一书将核桃列为轻身益气、延年益寿的上品。现代研究发现它含有脂肪、蛋白质、多酚类物质，具有抗癌、抗氧化、健脑益智等作用。孕妇、尿床的小孩和遗尿的老人每天宜吃2～3个。

肉桂：味甘、辛，性大热，归肾、脾、心、肝经，有补火助阳、散寒止痛、温通经脉的作用。肉桂的特点是守而不走。服用后会自感腰腹部、下肢及臀部发热。现代药理研究证实它含有挥发油、二萜及其糖苷等，对消化系统、心血管系统、内分泌系统及免疫系统都有调节作用。所以，怕冷、血压低及痛经的人都可以使用。

枸杞：也叫杞果，甜菜子。其性平，味甘，归肝、肾经，能滋补肝肾、益精明目。现代研究发现它含有多种维生素及营养素，并具有增强机体免疫力和抵抗力、促进细胞新生、降低血中胆固醇含量、抗动脉硬化、抗衰老等作用。

红茶：富含咖啡碱、钙、磷、镁、钾、维生素、谷氨酸、赖氨酸等物质，有提神醒脑、清热生津、利尿、杀菌解毒的功效。民间也有用浓茶涂伤口、褥疮及香港脚的疗法。

因此，这道茶饮具有补肾阳、滋肾阴、温通经脉的功效，尤其是暖身驱寒的效果非常好，十分适合阳虚的女性朋友饮用。

要注意阴虚阳亢、口腔溃疡、痰火积热的人不要服用。

4.2 当归生姜羊肉汤

接下来推荐的是一道食疗药膳，叫当归生姜羊肉汤。这是一个非常有名的温补食疗方，出自张仲景所著的《金匮要略》，主要功效为温

中散寒、补血调经，能有效缓解手脚冰凉、脘腹冷痛、血虚宫冷等阳虚症状。

先要准备当归15克，生姜10克，胡萝卜50克，羊肉250克，然后在锅内加适量的水，将当归、生姜装进纱布袋内，扎好口，羊肉、胡萝卜切好后，一起放入锅中，先用武火煮沸，然后用文火炖，以羊肉熟烂为度，最后加入盐调味就可以了。

当归：味甘、辛，性温，归肝、心、脾经，具有补血活血、调经止痛、润肠通便的作用。它含有挥发油，还含有蔗糖、果糖、葡萄糖、维生素、17种氨基酸及无机盐等，对心血管系统、血液系统、生殖系统都有调节的作用。另外还有抗氧化、抗炎、镇痛及抗损伤、保护肝脏的功效。

生姜：味辛，性微温，归肺、脾经。生姜中含有醇类、烯类、醛类等物质，有发汗解表、温中止呕、温肺止咳的功效，对消化系统、呼吸系统、循环系统、中枢神经系统都有良性作用，另外还有抗氧化的功效。

羊肉：性温，味甘，归脾、肾经，有补肝明目、温补脾胃、补血温经的作用。

胡萝卜：也叫金笋，性平，味甘，归脾、肺经，具有补益气血、明目润肠的功效。它有"小人参"的美称，含有丰富的β-胡萝卜素，能够增强眼睛暗适应能力，还能够避免皮肤黏膜的过度角化，对美白肌肤有很好的作用，尤其适用于手足冰凉的人群。

在这个方子中，羊肉为血肉有情之品，当归能补血活血，生姜则温中散寒，可以助羊肉补虚，同时可以补气养血、散寒调经止痛。这道食疗方除了适合阳虚的女性朋友，血虚的女性朋友也可以吃一吃，气血旺盛起来了，气色自然就会好了。

但要注意的是，阴虚阳亢、口腔溃疡、火气大的人不适合吃。

5.外治法

下面，我介绍两个可以帮助我们祛寒保暖，促进血液循环的穴位。

5.1 震颤关元穴

第一个穴位关元穴。

曾经有一位年轻的女性朋友来找我看病，月经推迟了 3 个月未行。排除了怀孕的可能性后，通过交谈，得知她习惯早上起床后洗澡，常常头发还未干就出门，另外还非常喜欢游泳，最近有早上外出去海边游泳的情况。因此，我判断她属于典型的寒凝胞脉导致血行不畅，从而出现了闭经的问题。

因为她第一次出现这种情况，我就手把手地教她，用双手震颤按摩关元穴，以及艾灸小腹部，每天做 1 次。经过两周的治疗，这位姑娘特别开心地来找我复诊，说月经已经来了，特别感谢我教她的调理方法。

关元穴就在人体的下腹部，脐下 3 寸之处，四指并拢放于肚脐下方与脐连线交点处即为本穴。震颤按摩的手法是：先将两手相互摩擦，等到微微有些发烫时，将双手交叉，叠放在关元穴的位置，稍加压力，然后快速、小幅地上下推动，力度要适中，以局部出现酸胀感为度。

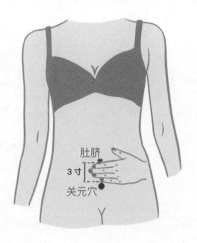

肚脐

3寸

关元穴

关元穴为任脉上的腧穴，在古代，众多医家将关元穴作为重症急救的要穴，古人称它为"人身元阴元阳交关之处"，中医称它为"玄之又玄，众妙之门"。同时，关元穴也为小肠募穴，小肠之气聚集于此，为先天之气海，是养生、吐纳、吸气、凝神的地方。

正因如此，关元穴就成为人体保健的要穴之一，也是临床上常用的强壮要穴。关元穴具有培元固本、补益下焦的作用，凡是元气亏损的人，都可以按摩及艾灸它，尤其对于因为元气虚衰导致的寒气凝结之症，有明显的疗效。现代研究发现此穴有保护子宫、延缓子宫退行性病变、提高机体的免疫防御和适应调节能力的作用。

5.2 按揉涌泉穴

第二个穴位涌泉穴，它是足少阴肾经的腧穴，在脚屈趾时，足底前1/3 凹陷处即为本穴所在。《黄帝内经》中就有"肾出于涌泉，涌泉者，足心也，为井木"的记载，意思是说，肾经起于涌泉，涌泉就是肾经的源头之水，起源于足下，涌出灌溉周身、四肢各处。因此，民间有"寒从足入"的说法，所以经常按摩涌泉穴，能够起到温阳祛湿的作用。

　　每天用双手拇指顺时针按揉双侧涌泉穴各 50 ~ 100 次，随后按揉各脚趾数次，直至有热感为度。按揉这个穴位，可以对肾、肾经及全身起到由下而上的整体性调节，温煦机体，每天做 1 ~ 2 次。

- 结语 -

　　这一节，我们首先讲了女性朋友手脚寒凉的原因；其次，讲了阳虚的危害，以及如何获得更多阳气；最后，我分享了四个有助于阳气升发的方法，分别是核桃桂杞茶、当归生姜羊肉汤、震颤关元穴和按揉涌泉穴。

　　这里我想多说一句，很多时候我们改善阳虚的方法，或许并不是只有靠医生、靠药物，学会一些简单的小方法，就能起到升发阳气的作用。凡事贵在坚持，不可急于求成，只要你坚持去做了，相信一定会看到效果的。

　　温暖，是保持我们气血充足的关键，相信你一定能够成为一个阳气十足、白里透红的气色美人。

2

第二章

排毒素，
祛斑美白不上火

化妆品中的化学物质繁杂，久用会给我们的皮肤造成负担，如果不注重内调，不但会使皮肤底子越来越差，斑也会越长越多。中医认为"瘀则通之"，想要祛除脸上的色斑，活血化瘀才是关键。

一 晒黑的皮肤能吃白吗

俗话说"一白遮百丑",美白已经成为现代女性保养皮肤重要的话题之一,有的化妆品就是能够让皮肤看起来更加白皙一些。美白之路最大的敌人就是紫外线,而我们日常接触到的紫外线来自太阳。夏日阳光强烈,即使用了防晒霜,也不能完全保证不晒黑,这让许多女性为之苦恼。

1. 为什么肌肤会被紫外线晒黑

这是由于位于皮肤基底层的黑色素细胞一旦接触紫外线就会被激活,在黑色素细胞中的色素颗粒会合成黑色素体,并产生大量的黑色素蛋白,当黑色素蛋白转移到角质层细胞时就会发生沉淀,沉淀得越多,肤色就会越黑。

另外,如果涂抹柠檬、柑橘类等具有光敏性的化妆品,太阳照晒后皮肤也会变黑;再就是某些食物中含有激素或含铅及农药较多,致使毒素不能及时代谢出去,蓄积于体内就会发生中毒,皮肤就会变黑。

2. 美白要注意什么问题

第一就是预防。首先，我们要注意防晒，夏日出门一定要擦防晒霜，每隔 2 ～ 4 小时需要补擦一次，阳光较强时可以缩短补擦间隔时间。除涂防晒霜外，还可以使用遮阳伞或者戴遮阳帽及墨镜等，也能够起到防晒的作用。

但是，防护措施做得再好，也只能减少紫外线对肌肤的侵扰，并不能让我们变得更加白皙，同时对于皮肤特别敏感的女性朋友来说，防晒只能解决燃眉之急，却不能帮助她们恢复正常的健康肌肤。

3. 皮肤美白的方法

想要让皮肤变得白皙，我们就要由内而外进行保养。中医认为，皮毛为一身之表，它包括汗腺、皮肤与毛发等，皮毛有分泌汗液、润泽肌肤和抵御外邪的功能，是人体抵抗外邪的重要屏障。同时《黄帝内经》中写道"肺主皮毛"，意为肺能够统领全身皮毛组织，是身体皮毛组织的总指挥中心和调控中心。

肺的宣发作用，能够将卫气和气血津液输布全身，濡养肌腠皮毛，以维持其正常生理功能。肺气充沛，皮肤就会水嫩润泽，抵抗外邪侵袭的能力也会变强。

肺与大肠相表里，排便通畅也会抑制黑色素蛋白沉积在角质层，平日可以多吃一些能够分解黑色素蛋白，或抑制黑色素蛋白形成的食物，保持排便畅通，让体内毒素从大便而出，也有助于美白。

这类食物有很多。比如冬瓜，《神农本草经》中记载冬瓜"令人悦泽好颜色，益气不饥，久服轻身耐老"；再比如豌豆，《本草纲目》中记载豌豆具有"祛除黑斑,令面光泽"的功效。以上这两种菜都是我常备的家常菜,接下来我就推荐几个帮助大家由内而外美白的妙方,让我们晒黑的皮肤白回来。

首先给大家介绍两个食疗妙方。

3.1 双仁桂花茶

需要准备甜杏仁、桃仁、桂花、绿茶各3克,冰糖适量。

茶饮做法:将绿茶用80℃的水冲泡,3分钟后取浓茶汁,然后将杏仁、桃仁捣碎,投入锅内加清水煮15分钟后,再投入桂花煮3分钟,最后滤去渣滓,加入冰糖调味,与浓茶汁调匀,即可饮用。

为什么这道茶饮可以美白呢?我们来看一下里面的成分。

甜杏仁:味甘,性平,归肺、大肠经,有润肺宽胃、祛痰止咳的功效。现代药理研究发现它有丰富的黄酮类化合物,能通过血脑屏障,也就是说它的成分能进入脑部循环,可以抗炎、抗过敏,同时有降血脂、防止血栓形成的作用,能够降低血管脆性,改善心脑血管的血液循环。苦杏仁一般具有小毒,主要在中医汤药中使用,有良好的祛痰止咳之效。

桃仁:味苦,性平,归心、肝、肺、大肠经,具有活血化瘀、润肠通便的功效。现代药理研究发现它有抗凝作用,也就是中医说的活血化瘀作用,另外它还有抗炎、抗过敏作用。

桂花:味辛,性温,归肺、大肠经,有疏肝理气、醒脾开胃、散寒破结的功效,也可用于经闭腹痛、龋齿牙痛。现代药理研究发现它含有氨基酸、维生素、微量元素和天然激素,久服可以愉悦心情、美白肌肤。

绿茶：有消炎杀菌、延缓衰老、利尿消食、提神醒脑的作用，对皮肤问题也有调节作用。

这道茶饮能够滋阴润燥、止咳、美白，可以激发皮肤活性，防止皮肤老化、抑制黑色素及黄褐斑的形成。因其具有醒脑提神的功效，饮茶时间最好选在上午，上午饮用可以让我们保持较好的工作状态。需要注意的是，失眠的人最好在早上饮用。还需注意，脾胃虚寒、容易腹泻、心动过速的人不宜饮用此茶。

3.2 椰子汁炖冬瓜白萝卜汤

接下来，给大家推荐一个好用的美白偏方——椰子汁炖冬瓜白萝卜汤，这道食疗方不但富含营养，同时还具有美白的功效，而且做法简单，经济实惠。

具体做法：准备白萝卜和冬瓜各 100 克。先把白萝卜和冬瓜去皮，洗净，切成厚实的大块状，然后把白萝卜放入锅中，用开水焯一遍，去除生腥味，再在锅中加入少量清水，将冬瓜及焯好的白萝卜放入，炖煮开锅。当白萝卜呈现糜状时，倒入椰子汁，等再开锅后，盛汤食用即可。

椰子汁：具有补益脾胃、生津利水的功效。它含有人体所需的蛋白质、糖类、脂肪、维生素、矿物质，其特有的维生素 B 族，能够对皮肤起到滋润的作用，避免皮肤出现皲裂、褶皱，从而使皮肤润滑柔软，白皙光泽，能够促进人体新陈代谢，预防青春痘及雀斑的形成。

白萝卜：中医认为它能够"利五脏，令人白净肌肉"，其中丰富的维生素C能够抑制黑色素合成，阻止脂肪氧化，防止脂质沉积。因此，常吃白萝卜，可使皮肤白净细腻。民间有"萝卜生克熟补"之说，所以我们平日吃萝卜最好将其煮熟食用。

冬瓜：味甘，性寒，有清热泻火、益胃生津的功效。它含有多种氨基酸，能够帮助身体解除游离氨，有很好的利尿消肿作用。同时对高血压、动脉硬化也有很好的预防作用。

常喝这道椰子汁炖冬瓜白萝卜汤，不但可以美白，还能够改善消化功能，排出毒素，可谓一举多得。但是，这道食疗妙方并不适用于所有人，如果有乳糖不耐受或明显的腹胀、腹泻就不适宜食用本方了。

3.3 外用浴方——五白药浴方

除了使用食疗法，我们还可以通过外用药方来美白、润泽我们的肌肤。药浴最早的记录见于《五十二病方》中，书中记载了温熨、药摩、外洗等多种药浴的方法。

下面我给大家介绍一个我自身在用的特效增白药浴方，我给它起名为"五白药浴方"。"五白"分别是白茯苓、滑石粉、白菊花、白芷和白檀香，每种药材各取10克即可。准备好之后，将它们研磨成粗末，装纱布袋，然后煎汤浸浴，两天用一次，长期使用可以使肌肤白润细腻，富有弹性，还可以清利头目、预防头痛，同时对皮肤湿疹也有较好疗效。

调配这个药浴方的起因，是我很早之前去过海南一个温泉理疗中心，他们根据体质的不同，配制了各种泡浴的药包，我试了几种，放松身心的效果很好，回家以后我就思索怎样调配一个适合自己的药浴方。

经过查找古籍，并不断实践，我最终选用白茯苓、滑石粉、白菊花、白芷、白檀香这五味药入方。它们不仅都能够养肤美白，滑石粉、白菊花以及白檀香还具有消炎杀菌之效，可以帮助我们修护受损皮肤，另外白芷与白檀香相配还能够使我们头目清利、舒缓心情。我选择泡浴最主要的目的就是想放松身心，因此最终我给自己调配了以上药浴方，没想到使用一段时间后，我的精力倍增而且皮肤还变得细腻光滑。想要美白养肤的朋友可以尝试使用此方。

3.4 独家面部外用秘方——沈氏女科"三花除皱液"

我们经常用"花容月貌""面若桃花"之类的词汇来形容一个人的美貌，因为美丽的鲜花不仅具有观赏价值，还有益于肌肤，增添容颜的美丽。我推荐的最后一个美白妙方，就和鲜花有关，叫作三花除皱液，也是沈氏女科独特的除皱秘方。

这道名方收在《秘本丹方大全》中，经过临床实践改良而成。取3种干花——桃花、月季花、牡丹花各3克，若取鲜花则需加量，各为5克。煎汤后用小毛巾蘸汁敷面10分钟，再用温水冲洗干净，此液具有润肤除皱、美颜肌肤之效。

桃花：味甘、辛，性微温，归心、肺、大肠经。有活血化瘀、祛斑增白、润肤悦色的功效。《备急千金要方》中有"酒渍桃花服之,好颜色,治百病"，《肘后方》及《圣济总录》均记载其外用可以治疗各种疮、发背疮及痈疽。现代药理研究表明桃花含有多种维生素和微量元素，能够疏通经络，扩张末梢毛细血管，改善血液循环，促进皮肤营养和氧供给，可以有效地预防色素在皮肤内的慢性沉积，有治疗黄褐斑、雀斑、黑斑等功效。

月季花：也叫月月红，味甘，性温，入肝经，有活血调经、消肿解毒的功效。现代药理研究表明月季花含有黄酮类、酚酸类、芳香油等物质，具有抗病毒、抗真菌、抗氧化的作用。

牡丹花：性微寒，味苦，归心、肝、肾经，有清热凉血、活血化瘀的功效。现代药理研究发现它含有香茅醇、烯类、脂类等，能够降低血脂，防止动脉硬化，同时还可以抗氧化，对 DNA 的损伤也具有一定的修复作用。

传说杨贵妃每天都泡浴和用鲜花洗面，唐代诗人描述她"面若桃花，体如膏脂"，这其实与她平时的保养关系密切。因此，想要拥有杨贵妃桃花之颜，不妨使用这三种花敷面除皱，帮助我们抵御岁月磨砺，让我们的皮肤光洁如玉，面似桃花。

- 结语 -

晒黑是一个生理过程，皮肤恢复白皙需要一定的时间，我们除了通过饮食和外用药方来调理，平时还应该注意防晒，保证充足的睡眠，维持良好的心态，只要坚持，有恒心，有毅力，让晒黑的皮肤变得白皙，对我们来说，就不会是一桩难事。

二 皮肤长斑如何调理

女性一过 30 岁，随着身体机能的变化，代谢水平的降低，有些朋友的面部就会出现色斑，尤其是面部比较白皙的女性，似乎更容易出现。原本嫩白的脸上，出现了斑斑点点，这对爱美的女性来说简直就是晴天霹雳。

市面上有很多的美白产品，不但价格昂贵，而且大多见效很慢，所以很多女孩子，只能选用粉底遮住雀斑，但是化妆品中的化学物质繁杂，久用会给皮肤带来负担，如果不注重内调，不但会使皮肤底子越来越差，斑也会越长越多。

其实，我年轻的时候也长过斑，那时候因为特别忙，经常出差，有时候防护不到位，皮肤就会被太阳暴晒，有些地方风沙很大，使本来就脆弱敏感的皮肤雪上加霜。不过，长了斑并不可怕，经过饮食调理及穴位按摩，我脸上的斑开始逐渐变淡，再到后来就完全消退了。这节课，我就把亲身试验有效祛斑的方法全部教给大家。

1. 皮肤为什么会长斑

西医认为，我们脸上之所以会长斑，主要和遗传、内分泌失调、日晒及睡眠不足关系密切。体内激素水平失常，会导致表皮中的黑色素形成过多，若存在体内雌激素增高和日晒等诱因，脸上就会出现色斑。

中医认为，脸上出现的色斑，其实与我们体内的气血运行有关。气血是滋养皮肤、令我们容颜不老的基础，当气机阻滞时，血的流动就失去了动力，气血运行不畅，我们就不能及时排出和消散离经之血，这些失去生理功能的血液，长期停留在体内，就会成为瘀血。中医有句俗语叫"无瘀不成斑"，简而言之，斑点就是血瘀在皮肤上的表现。

我曾遇到过一位女患者，刚刚30岁，生产后没多久脸上就出现了色素沉着，并且越来越严重。找我诊疗的时候，她的面颊两侧已经出现了深褐色的斑块，她告诉我，生完孩子以后，每次来月经，都会感到腹部胀痛，月经量少，色暗，并且夹杂着血块。她的舌头呈暗紫色，脉象微弱，她所出现的这一系列症状，都是由于血液循环不畅、血脉瘀滞所致的。

俗话说"十女九瘀"，为什么女性容易血瘀呢？在前面的内容中，我提过女人"以血为本"，月经、妊娠、生育、哺乳等都会消耗我们女性的精血，所以和男性相比，女性更容易形成血瘀体质。

另外，现代女性要兼顾事业和家庭，平时的压力很大，经常处于紧张的状态，如果不能及时缓解，心情就会变得抑郁，长期发展下去，就会肝气郁结，使血液运行出现阻滞。

血瘀体质的女性朋友，除了面部会产生色斑，还会伴有月经不调、经期有血块、腹痛、失眠多梦等症状，如果你发现自己长斑了，可以对照上述表现看看自己是否还有这些症状。

2. 如何正确祛斑

从西医的角度来看，我们应该调理身体机能，预防和缓解黑色素沉积。而中医则认为"瘀则通之"，想要祛除脸上的色斑，活血化瘀才是关键。下面就具体推荐几个祛斑美白的方法。

2.1 祛斑花果茶

祛斑花果茶是沈氏女科独特的秘方，本方较为平和，可以平日代茶饮用。

具体做法：准备白果 3 克，玉兰花 3 克，雪梨 1 个，牛奶、蜂蜜各适量。先将白果去壳、去衣，雪梨去皮切片，连同玉兰花一起放入清水中，用小火煮，煮到白果变软，然后加入牛奶，大火煮滚，等到放温后，加入蜂蜜就可以喝了。

白果：有敛肺定喘、止带缩尿的功效。根据《本草纲目》中的记载，白果捣烂涂在面部、手足之上，可以除皱褶、祛疥癣及暗疮等。因为它富含脂肪油、多种维生素及果酸等营养物质，能够有效地析出皮肤中沉淀的黑色素。

玉兰花：也叫辛夷花，有散风寒、通鼻窍的效果。《本草纲目》中记载它有止咳化痰、抗老化功能。近代药理研究发现它含有多种活性物质，并且能够迅速渗透至肌肤深层，补充细胞水分和营养物质，可以抚平幼纹，淡化色斑，提供细胞能量，加速血液循环，帮助肌肤排出代谢的废物、毒素。

雪梨：性凉，味酸，具有生津润燥、清热化痰的功效。现代研究发现，梨富含 B 族维生素，能保护心脏，减轻疲劳，增加心肌活力。它具有多糖类物质，提高食欲、保护肝脏的作用明显，同时它还可以防止动脉硬化、抑制致癌物质的形成。

大家是否发现，制作这道茶饮的食材颜色均为白色，中医有"以形补形"之说，因此常喝这道茶饮，不仅能够预防黑色素沉积、清洁皮肤、祛除斑点，还有美白肌肤的功效。

每周可以喝 2～3 次，但需注意，脾胃虚寒、易腹痛腹泻的人应少喝。

2.2 美颜双瓜粥

接下来，我要介绍一个食疗方，是一道美食，也是我日常生活中的最爱，叫作美颜双瓜粥。

食材很简单，有丝瓜、木瓜和小米。其中，木瓜是我临床处方中常用的药物。为什么这看似简单的食材，能起到祛斑的效果呢？我们来看一下这几味食物的功效。

丝瓜：性凉，味甘，入肝、肺经，具有清热化痰、凉血解毒的功效。清代乾隆年间有一本叫作《药性切用》的医书就有记载丝瓜的两个名字，一个叫作天罗，一个叫作蛮瓜。在另一本书《食物疗法》中记载丝瓜有祛风化痰、润肌美容的效果。现代药理研究表明它具有调节血管舒缩状态和抗血小板聚集的作用，能够维持血管壁的完整性。同时，丝瓜络还可以改善面部黄褐斑及面部带状疱疹的损伤，是美容养生必备的佳品。

木瓜：性温，味酸，归肝、脾经，具有舒筋活络、化湿和胃的功效，最早见录于《雷公炮制药性解》一书中。现代药理研究发现木瓜含有黄酮苷、蛋白酶、氨基酸、糖类等物质，具有保肝、抗炎、镇痛、抑制变态反应和抗过敏等作用。

小米：味甘、咸，性偏凉，专入脾、肾、胃经，有健脾和胃、补益虚损、和中益肾的作用。现代药理研究发现它富含维生素B，能够防治消化不良及口角生疮，还可以防止反胃、呕吐。同时小米可以滋阴养血，有减少皱纹、色斑、色素沉积的作用。

具体做法：准备丝瓜100克，木瓜100克，小米200克，精盐少许，生姜10克，先将双瓜洗净，去皮去心，切成薄片，小米淘洗干净，生姜洗净拍碎。然后在锅内加入约2000毫升清水，放入小米、生姜，用武火烧开后，改用文火慢慢煮。等到米烂时，放入双瓜片，再煮至瓜熟，加入精盐调味，这道食疗粥就做好了。这道粥含有丰富的钾盐、胡萝卜素、维生素C、维生素B_1、维生素B_2、糖类、蛋白质以及磷、铁等营养成分。因此，经常食用双瓜粥，能帮助我们消除色斑，润泽增白肌肤。

建议每周喝2～3次，但需注意，糖尿病及血糖异常的人群少食。

3. 外治法——点捶血海穴

除了内服茶饮方和食疗方，还可以使用穴位按摩的方法帮助祛除瘀斑，这个方法为点捶血海穴。细心的朋友可能发现了，这里我选用的穴位与第一章第二节中所提到的相同，不过按摩的手法有所改变，使用了点按法和捶法，这两种按摩手法的合用能够激发经气、调和气血，起到健脾美白的作用。

选用血海穴主要是因为本穴与体内的气血运行关系密切，"血"就是指气血，"海"则为海洋之意，意思是说这里聚集的气血犹如大海，因此本穴善治各种血症。同时血海穴还是足太阴脾经上的腧穴，按摩血海穴，有化血为气、运化脾血的功效，由此对于血溢肌表而形成的色斑，可以起到较好的治疗效果。

血海穴的取穴方法详见前文，这里就不再赘述了。需要注意的是，这个穴位的按摩方法，与之前不同。

具体按摩方法：首先需要盘腿打坐，然后将拇指和其余四指分开，虎口贴着大腿的肌肉，从腿根一直推到我们的膝盖内侧，再从膝盖推到脚踝最高点。这么做可以疏通足太阴脾经，而盘腿打坐的目的是让阳气加快上升，同时加速血液循环。等到双腿有微微发热的感觉后，双手握拳，在两侧的血海穴处上下轻微地捶击，力度无须太大，坚持 10 ～ 20 分钟即可，每日一次。

我给前文中那位找我诊疗的女患者开了点中药，然后让她回去每天点捶血海穴，过了三个月她再来找我复诊时，月经已经正常，脸上的色斑也变淡了很多。

但要注意，月经量多、淋漓不断者及孕妇忌用这种方法。

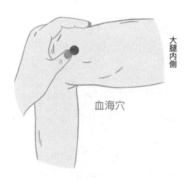

大腿内侧

血海穴

4. 外治法——疏通督脉

除了点捶血海穴，平时我们还可以通过疏通督脉，将体内的毒素有效地排出去。

　　督脉有"总督诸阳"之称，这是因为它有统摄阳经气血、协调阴阳之效，对阳经的气血有蓄积和渗灌调节的作用，所以又称为"阳脉之海"。若出现经络不通，就像水管某处被堵住了，管内的水流就会变小，所以当人体经络不通时，就会出现背脊寒冷、月经量少、小腹坠胀、宫寒不孕的症状，舌面易出现瘀点瘀斑，及面部易出现黄褐斑等。

　　推督脉可以增强正气，使人体的阳气旺盛，气血充盈，经络疏通。经研究发现，推督脉可以刺激内脏的迷走神经，改善内脏的神经功能状态，能调理胸闷心悸、腹痛腹泻、消化不良等内脏疾患。

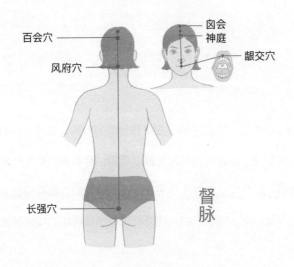

　　下面，我教大家具体怎么疏通督脉。

　　推督脉需要在他人的帮助下进行。首先，我们要了解督脉的循行部位，它起于小腹内，出于会阴部，沿着脊柱内向上循行，到达项后风府穴，再由风府穴进入脑内，再上行到头顶正中的百会穴，最后循着前额正中线到达上牙龈部的龈交穴。

只要记住，督脉就在我们后背正中间这条线上，接下来的操作大家就不会出错。

按摩时，先在脊柱上涂抹润肤露或润滑油，让按摩的人双手掌根叠加沿着脊柱，从上往下推直到腰部，就是我们系裤腰带的地方，可以停顿一下，用力向下按压。推动的力度不宜太大，次数也不要太多，以皮肤出现潮红为宜。按压特定位置时，以出现微微酸胀或疼痛为佳，每次按压 10 次左右，2 ~ 3 天按摩一次。

注意，孕妇、月经量大及淋漓不断的人禁用。

- 结语 -

回顾本节内容，首先了解了皮肤长色斑的原因；其次，我分享了两种自用的食疗方：祛斑花果茶及美颜双瓜粥，帮助我们祛除色斑，排出瘀血；最后，我分享了两种外治法，通过点捶血海穴和推督脉来进一步帮助我们打通经络，调节气血，使离经之血加速代谢，以减轻皮肤表面色斑。

若想要加快祛斑过程，除了使用以上四个方法，我们还要注意在平时应保持心情愉快，避免熬夜，规律饮食，出门注意防晒、防辐射等。减缓身体中的黑色素沉积，同时加快排出身体内代谢的废物、毒素，我们的容颜自然就会恢复美丽。

三 让黑发浓密，不生白发的秘密

有人说，头发是女性的第二张脸，女人美不美，七分靠容颜，三分靠头发。拥有一头乌黑亮丽的头发，是每个女孩都特别渴望的。可女人一过了 30 岁，白头发就会开始悄悄生长。红颜易逝是自古至今的女子都非常害怕的事，李商隐在《无题·相见时难别亦难》中就有"晓镜但愁云鬓改，夜吟应觉月光寒"的诗句，就有女子对于鬓角生白发的担忧之意，感叹岁月匆匆，容颜不再。

那我们有什么办法可以让白发来得更晚一些呢？下面就给大家介绍长白头发的原因和帮助延缓白发增长速度的几种方法。

1. 年轻人长白头发是怎么回事

年轻人各项身体机能都很旺盛，头发却早早"上了霜"，这就是我们经常说的"少白头"现象。

"少白头"有几种成因。首先，我们需要排查家族中是否有这样的先例，如果家族中有几代人都出现"少白头"，那么我们早生白发的可能性就要比其他人高出许多。

其次，日常的一些不良情绪，也会导致我们早生白发。如果一个人的精神压力过大，比如说一些高考生，或"996"的职场人士，以及常年休息不好的失眠人群，或者突然遭遇了重大变故等严重影响我们情绪的事情，都会导致我们白发早生。

民间有"伍子胥过昭关，一夜愁白头"的传说，小说、电视剧中也有"白发魔女"的故事，虽然有戏说的成分，但在现实生活中，不良情绪对于我们的头发确实会产生极大影响。从中医的角度来看，情绪过度紧张、用脑过度、忧虑和惊恐等都会影响气血的运行，气滞则血不能行。人体的营养都依赖于血液的供给，同样头皮也需要血液的滋养，如果血液不能荣养头皮，就会出现过早生白发的现象。

2. 长白头发与哪个脏器密切相关

《黄帝内经》中就有这样的记载："肾者，主蛰，封藏之本，精之处也，其华在发"，意思就是说，肾是人体的"先天之本"，是"精"的本源。

前文讲到了"气"的重要性，与它对应的，就是"精"。它是人体维持生理机能的基本物质，而肾就是人体生精、藏精之处。

我曾诊疗过一位 20 多岁的女性患者，她来找我看病的时候，黑发中已经夹杂了一些白头发。她告诉我，她的姥姥不到 50 岁的时候，头发就已经全白了，她的妈妈 40 多岁时，头发也已经变得灰白。至于她，从上大学开始，耳朵两侧就开始出现白发，尤其是工作以后，由于压力太大，白发越来越多，因为总要染发，让她的发质也变得不好，这让她非常苦恼。

在交谈中，我发现她的黑眼圈特别严重，就问她是不是睡眠质量不好，她点点头，告诉我说她睡觉的时候总是盗汗，并且夜尿很多，经常要上四五次厕所，导致她的睡眠质量很差。

听了这位女患者的描述，我判断她的早生白发除了有遗传因素，很可能还与她肾精不足有关，而且她的姥姥和母亲，也可能存在肾精不足的情况。

中医认为，肺主皮毛，其中的"毛"指的就是毛发的状态。肺影响毛发的油亮、柔顺与否，而毛发的颜色则是由肾来主管的。

在前文中也提到过头发的营养来源于血，因此中医有"发为血之余"的说法。而"肾藏精""精能化血"，所以滋养我们头发的根源还是源于肾脏。当肾的精气旺盛时，人体的气血就充沛，头发也会乌黑柔顺，浓密亮泽；当肾精不足时，就不能化生阴血，阴血亏虚，头发就失去了滋养，就容易干枯脱落、早早地长出白发。

由此可见，若想要头发乌黑，少生白发，保养肾脏尤为重要。但是，很多女性朋友却不以为然，认为保养肾脏是男性需要注意的问题，其实这是不对的。对于肾脏的保养，不应区分男女。

肾对于我们来说非常重要。人体内的废物主要是由肝脏和肾脏来代谢，仅占人体体重 1% 的肾脏却要接受全身 1/4 的输出量。每分钟就有 1~2 升的血液经过肾脏，肾脏接受的废物远远多于其他脏腑器官。因此，肾可以称得上人体最主要的排毒器官，如果肾的功能不好，毒素就会堆积在五脏，加速五脏的衰老。

如果把人体比成一盏油灯，那么肾精就是灯油，等到灯油枯竭时，灯也就灭了。所以，肾精不足不仅会让白发滋生，同时也会让身体的各项机能出现问题。

中医理论中有"久病及肾"的说法。其实很多疾病都和肾精不足有关，例如"肾开窍于耳"，当肾精不足时，我们就会出现耳鸣、听力下降的现象；再有"肾主骨生髓""脑为髓之海"，肾精不足会使记忆力减退，脊柱也会出现相关的病变。除此之外，腰酸背疼、畏寒怕冷、容易感冒发烧、精神疲惫、脱发、头发早白等症状，都和肾精不足有关。

因此，要想有一头乌黑的头发，首先要做的就是补肾。

3. 让白发来得更晚一些的食饮方

下面我给大家介绍两个乌发的小妙招。

3.1 桑葚枸杞黑发茶

我推荐的第一个养肾方法，是一道茶饮，叫桑葚枸杞黑发茶。做法比较简单，准备桑葚 5 克，黑枸杞 10 粒，将这两种食材放入杯中，开水浸泡 10 分钟就可饮用。每天服用一次即可。

为什么简单的两种食材就能够帮助我们乌发补肾呢？主要与桑葚和黑枸杞的功效有关。

桑葚：有滋阴补血、润肠生津的功效。《本草纲目》中记载它能"久服不饥，安魂镇神，令人聪明，变白不老"。现代药理研究发现，它含有多糖、蛋白质、胡萝卜素等营养物质，能够提高免疫力、降血糖、降血脂、抗炎、抗衰老，还具有阻止致癌物质引起的细胞突变、促进造血细胞生长等作用。

黑枸杞：有补肾益精、护肝明目的作用。现代药理研究发现，它是最有效的天然抗氧化剂，当人体内的氧化因子增多时，会加速细胞衰老，而黑枸杞显著的抗氧化作用能够延缓机体衰老，同时还能够提高机体免疫力。

在中医理论中，有"五色入五脏，黑色独入肾"的说法。所以，黑色的食物能够"滋阴养肾"，桑葚和黑枸杞二者均为黑色食物，将其代茶饮，就可以起到补肝肾、活血乌发的作用。

我把这道代茶饮推荐给了那位年纪轻轻、早生白发的女患者，并让她配合按摩太溪穴。过了半年，她又找到我，非常高兴地告诉我，她新长出来的头发，有些已经是黑发了，并且她的母亲和姥姥按照我教给她的方法调理，虽然白发没有变黑，但明显变得精气神十足了。

不过要注意，发烧、火气大及腹泻者不要服用。

3.2 乌发玉羹

接下来要推荐一道食疗妙方，叫作乌发玉羹。

具体做法：先准备黑豆 100 克，紫米 100 克，紫花生 50 克，统统洗净后放入锅中加清水 2000 毫升左右，煮烂后，加甜或咸味剂食用。

黑豆：被称为"豆中之王"，又名乌豆，具有健脾利水、滋阴润肺、补肾乌发的功效。它最早见录在《神农本草经》中，《本草纲目》中记载黑豆"令人长肌肤，益颜色，填骨髓，加气力，补虚能食"，《本草纲目拾遗》中记载"服之能益精补髓、壮力润肌、发白复黑，久则转老为少，终其身无痰病也"。现代药理研究发现，它含有丰富的维生素 E，能够清除体内的氧自由基，减少皮肤皱纹，达到美颜美容、保持青春、养乌发的目的。

紫米：又叫紫糯米，具有益气补血、暖胃健脾、滋补肝肾、缩小便、止咳喘的效果，最早记载在《本草纲目》中。现代药理研究发现它富含赖氨酸、蛋氨酸、叶酸、蛋白质、维生素 B 等多种营养物质，可有效地改善缺铁性贫血，防止疲劳，维持骨骼健康，有养颜美容、乌发润肤、延缓衰老的作用。

紫花生：也叫长生果，有润肺、和胃、补脾、利尿的功效，最早被记载在《本草纲目》中。它含有 8 种维生素及 19 种人体所需的氨基酸，另外它还含有白藜芦醇，是抗衰老的有效成分，能够起到强精补脑、延缓衰老的作用，还能帮助溃疡愈合，同时可防治心脑血管疾病。

注意，胃胀、胃痛、消化不良者尽量少用。

4. 外治法——按揉太溪穴

给这位女患者推荐了茶饮后，我同时推荐她配合按揉太溪穴。

太溪穴是足少阴肾经的原穴。肾经原穴，意为肾经水液在此形成较大的溪水，也就是说这里是肾经精气最旺盛之地。它位于脚踝内侧，在内踝高点与跟腱后缘连线的中点凹陷处，具有滋阴益肾、壮阳强腰、通调三焦之功效，是人体自带的乌发丸。

每天按揉太溪穴两次，每次 5 分钟左右，力度保持适中，就能够疏通肾经，刺激肾中精气，起到滋补肾精的作用。与此同时，按揉太溪穴还能促进女性激素的分泌，使头发乌黑发亮，富有弹性。因此，内服桑葚枸杞黑发茶再加外治按揉太溪穴，补肾乌发效果会更加显著。

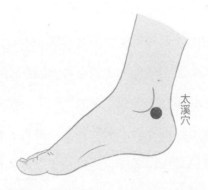

太溪穴

5. 外洗方——慈禧美发秘方

除了内服食疗方及外用按摩法，还有一个洗发秘方可以帮助我们乌发，据说是慈禧太后使用过的美发方法，叫慈禧美发秘方，这个方子记载在清代的《文堂集验方》中。

首先，准备榧子仁 3 个，核桃肉 2 个，侧柏叶 30 克，将它们捣烂，书中记载是用雪水泡五天，我改良成用冰镇矿泉水 2000 毫升左右浸泡五小时，如果是夏天，泡的药应放到冰箱里，防止变坏。用的时候，将泡好的药材及水用大火烧开，再用小火煮十分钟，放温后将药汁涂抹在头发上，保留半小时，这期间用木梳不停地梳理头皮，起到按摩头皮的作用，然后再用清水冲洗干净。

榧子仁：也叫赤果，内服有杀虫消积、润肠通便的效果，外用能乌发。

核桃肉：有健脾消食、补气养血的功效。《开宝本草》中记载"食之令人肥健，润肌黑发"。其主要成分是蛋白质及不饱和脂肪酸，是人体理想的肌肤美容剂。0.5 公斤的核桃仁相当于 2.5 公斤鸡蛋或 4.5 公斤牛奶的营养价值。

侧柏叶：有凉血止血、祛痰止咳、养阴润肺的功效。它不仅能生发，还能乌发。在《本草从新》中这样描述"侧柏叶，取汁，乌须发，宜酒"，现代药理研究证实它的水煎剂对金黄色葡萄球菌有抑制作用，而毛囊炎及脂溢性皮炎多伴有金黄色葡萄球菌的感染，因此侧柏叶洗头对于头皮毛囊炎及脂溢性皮炎也有很好的预防及治疗作用，同时还可以防止脱发。

以上四种方法就是我推荐给大家的美发小妙方，此外，还有一种在生活中简便易得的食物也可以美发，那就是黑芝麻。民间有"早晚嚼把黑芝麻，活到百岁无白发"的谚语，而芝麻的食疗作用在中医古籍中也多有记载，例如《本草纲目》中有这么一段话："服（黑芝麻）至百日，能除一切痼疾；一年，身面光泽不饥；二年，白发返黑；三年，齿落更生……"

因此，经常吃黑芝麻或者喝黑芝麻糊，能够滋肝补肾，养血润发。我们平时熬粥也可以撒一把进去。但是，这里需要注意的是，并不是人人都能食用芝麻，患有慢性肠炎、便溏、腹泻的朋友就不要食用了。

— 结语 —

养肾精，乌秀发，这是一个循序渐进的过程，千万不能急功近利。除了上述的四个方法，在日常生活中，女性朋友还应该做到保持充足的睡眠，学会自我调节情绪，保持头皮清洁，爱护秀发，减少烫染。

四 别让口气重为女人减分

在人际交往中，保持口气的清新是非常重要的。在与人交流的时候，如果吐气如兰，那么就会为我们的形象加分，能够获得对方的好感。

一些女性虽然外表打扮得优雅、美丽，但是在近距离交谈时，嘴中却总有阵阵异味飘出，这个问题不但会困扰自己，同时也会给对方留下不好的印象。即使想尽各种办法掩盖口臭，刷牙、使用口气清新剂、嚼口香糖等，但往往都无济于事。严重的口臭不但会影响到我们的人际关系，同时也会让我们失去社交的自信心。

那么，为什么会出现口臭呢？其实，它的出现就是在提示我们需要关注自己的身体健康，很可能标志着身体的内环境已经出现了问题。

1. 口臭的原因

口臭一般分为两种，一种是生理性的，比如服用了某些药物或食用了大蒜、洋葱等刺激性食物，以及经常抽烟等不好的习惯，都会导致我们出现短暂的口臭。

另一种则是病理性口臭，比如口腔不洁。人的口腔中有数百种细菌，它们分为有益菌和致病菌。平时，这些细菌和平相处，互相制衡。但是，一旦致病菌变得强势，就会打破这种平衡，导致如龋齿、牙周炎等口腔疾病，长时间发展下去，口腔内就会产出硫化物，口臭也就随之出现了。

另外，不注意口腔卫生，比如睡前不刷牙，饭后不漱口等，也会导致口腔内的食物残渣发酵、腐烂，最终产生异味。

还有一类，与口腔卫生无关，即使已经很注意口腔卫生，但口臭问题却还是阴魂不散，困扰着很多人。从中医的角度来看，这很可能与我们的脏腑功能出现问题有关。

中医认为，人体的脏腑功能正常，就会口舌生香，如果出现了口臭，很可能是脏腑功能失调的外在表现。在《太平圣惠方》中，关于口臭形成的原因，有这样的记载："夫口臭者，由五脏六腑不调，壅滞之气，上攻胸膈，然脏腑之燥腐不同，蕴积胸膈之间。"

由此可见，除了口腔问题是口臭最主要的原因外，体内的"热"也会导致口臭。热盛则肉腐，浊气则内生，浊气出于口，就形成了口臭。

人体内的"热"主要分为两种，一种是实热，比如有些女性朋友喜欢吃辛辣及肉食，就会导致胃火炽盛，形成口臭，经常还会伴有舌苔厚腻、燥热口渴、牙龈肿痛等症状。

另一种是虚热，比如有些女性朋友先天体质偏热，出汗较多，并且性格急躁，导致体内津液不足，就会阴虚生内热。除表现口臭外，还会伴有潮热盗汗、夜热早凉、容易疲劳等症状。

有些女性朋友每天暴饮暴食，导致大量的食物堆积在胃中，如果长时间不能消化并排出，口中也会出现酸腐臭味，同时还会伴有脘腹胀痛、不思饮食、嗳气等症状。

以上病因均可以引起口臭，但多数女性出现口臭都与胃火炽盛相关，也就是说，我们口中难以祛除的异味，多数是从胃肠里散发出来的。

2. 胃火炽盛导致的口臭

我曾诊疗过这样一位 30 多岁的女性患者，长相中等，在外企工作，收入不错，房车都有，算是在同龄女性中比较优秀的，却一直找不到男朋友，家里人也为她安排了无数次相亲，可是每次和男方见过面之后，都不了了之。后来是一个媒人告诉她，男生觉得她的口气太重，所以才没了下文。

这位朋友这才想起来，平时在公司，也有同事和领导委婉地问过她是不是肠胃功能不好。在和我交谈中，她边哭边告诉我，平时她也没注意自己有口臭的问题，现在她每天刷好几遍牙，每次吃完东西都用牙线剔牙，口中的味道却依然很重。

我劝解她后，详细地询问了她的日常饮食情况，得知她由于工作压力大，基本上每天都通过吃辛辣的食物来缓解压力。除了口臭，她近几年还出现大便干结、难解的症状，并且经常会出现口腔溃疡，胃内也有烧灼感。

听了她的描述后，我让她伸出舌头，发现她的舌苔很黄并且非常厚腻，我告诉她说她的口臭是由胃火炽盛引起的，完全可以通过食疗和穴位按摩来治疗。我还建议她喝茉莉薄荷茶，并配合按摩内庭穴。

半年以后，这位朋友告诉我，她现在的口气已经变得清新了，同时我也收到了她的结婚请柬。

这些年，麻辣香锅、麻辣烫走进各个城市，受到很多朋友的喜爱，有些人甚至一日三餐都离不开辣。但是，食辣最大的危害，就是消耗体内的津液，导致胃火炽盛。

中医认为，脾主升清，胃主降浊，胃被称为"水谷之海"，可以"腐熟水谷"，也就是消化食物。如果胃功能正常，食物残渣就会随着胃气下降到小肠；如果胃火炽盛，造成胃强脾弱，就会导致脾升胃降的规律紊乱，使消化系统出现问题。如果大量食物在胃内不能被消化，糟粕不能排出体外，就会产生浊气，并上腾于口，使我们出现口臭的症状。

胃火炽盛除导致口臭外，还会导致很多病证。比如体内津液受损，肠道就失去滋润，使得大便干结，难以排出。再比如津液不能上承，所以我们会出现口干、口渴的症状，体内火气比较大，我们就会面红身热、心烦意乱等。

3. 消除口臭的茶饮方

3.1 茉莉薄荷茶

我推荐的第一个方法是一道茶饮，叫茉莉薄荷茶，这也是我推荐给上文女患者的方法。用茉莉花泡水喝，能够养胃杀菌，提高胃的消化和吸收能力。薄荷味道清凉，用薄荷泡水喝，能够消灭口腔中的细菌，降低胃火。

做这道茶饮我们需要准备茉莉花 3 克，薄荷 2 克，然后把它们放入杯中，用开水冲泡即可，每天服用 1 ~ 2 次。

茉莉花香气四溢，味道甘甜，宋朝诗人江奎的诗作《茉莉花》"他年我若修花史，列作人间第一香"就盛赞了茉莉花的花香。

我们来看看这两种食材的功效。

茉莉花：又名末利，具有理气止痛、温中和胃、消肿解毒的功效。它的化学成分主要为挥发油、脂肪酸和苷类，它能抑制小肠的收缩，调理黄褐斑，有安眠镇静作用。

薄荷：又叫人丹草，具有发汗解热、疏肝理气、利咽止痛的功效。现代药理研究发现它有抗病毒、抗炎、抗菌、抗氧化、解痉挛和止痒的效果。它含有薄荷脑、薄荷酮，若超剂量服用，会有胃肠不适的表现，但每天服用 10 克以内不会影响胃肠。

因此，常饮茉莉薄荷茶能够清新口气，调理肠胃，对于伴有腹部胀气的女性朋友尤为适用。要注意的是，怕辣及过敏性鼻炎的人不要喝。

3.2 桂菊柠檬茶

我推荐的第二个方法也是一道易操作的茶饮，叫桂菊柠檬茶。我们需要准备桂花 3 克，柠檬皮 3 克，雪菊 3 克，放入杯中用沸水冲泡，盖上杯盖，闷泡约 8 分钟，即可饮用。建议每日 1 份，冲泡 2 ~ 3 次。

这道茶饮能够从根本上解决因胃火炽盛引发的口臭问题，非常适合女性朋友。

桂花：又名九里香，香味清新。用桂花泡茶喝，有提神醒脑、清除口臭、化痰止咳的功效。桂花特有的气味宜人，常饮桂花茶不仅可以让人满口留香，另外还有温胃、暖胃的作用。

雪菊：由于沏茶后茶的颜色是琥珀一般的绛红色，有点类似血液的颜色，所以也叫血菊。它出自昆仑山雪线之上，因此被称为"昆仑血菊"。它含有对人体有益的 18 种氨基酸及 15 种微量元素，对高血压、高血脂、高血糖、冠心病等具有特殊疗效，并具有杀菌、消炎、减肥、预防感冒和调节慢性肠炎的功效，对于失眠也有较好的调理作用。

柠檬皮：有行气、和胃、止痛的效果。果皮中含有挥发油、鞣质、草酸、钙、果胶等物质，泡在水中时会发出芬芳的香味，而且它所含的油脂及养分可以滋润皮肤，用皮搽手、足及粗糙的皮肤，可以使皮肤变得细嫩、润滑。由于柠檬肉太酸，常喝易引起胃炎、胃溃疡，所以喝的时候可以加点蜂蜜来缓解它的酸性。要注意的是，胃酸过多的人不宜喝。

4. 外治法

4.1 按揉内庭穴

除了让那位女患者喝茉莉薄荷茶，我还建议她平时按揉内庭穴，因为内庭穴是藏在我们脚上的"灭火器"。这个穴位是足阳明胃经的荥穴，它最主要的一个特点就是可以泻胃火，因为胃在五行中属土，阳经上的荥穴则属水，经常按摩内庭穴，就相当于以水泄土，可以将胃火从足底导引出去。胃火消失了，口气自然就没了。

内庭穴位于脚背上，在第二和第三根脚趾之间的脚缝后方凹陷处。用双手大拇指指腹按住内庭穴，以有酸胀感为宜，轻轻揉动一分钟即可。

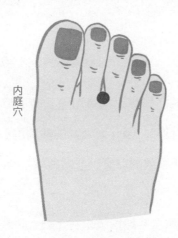

内庭穴

需要注意的是，早上7～9点是胃经经气最盛的时候，这个时候按摩内庭穴，效果最好。另外，晚上临睡前用热水泡一下脚，可以促进血液循环。对手脚冰凉者来说，在睡前按摩内庭穴效果更佳。

4.2 按揉大陵穴

大陵穴又称"心主穴""鬼心穴"，因古人认为精神失常多为鬼邪作祟，而大陵穴在治疗精神疾患方面有神效，故被孙真人选为十三鬼穴之一，称为鬼心穴，在现代其治疗精神类疾病的良好效果也被临床所证明。

大陵穴位于腕掌侧横纹的中点，弯曲手腕时，手腕处会出现两条横纹，在第一条完整横纹的中点，两肌腱之间，就是大陵穴。它是手厥阴心包经的输穴和原穴，具有宁心安神、和胃宽胸、清营凉血之效。

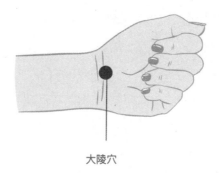

大陵穴

《玉龙歌》中提道："口臭之疾最可憎，劳心只为苦多情，大陵穴内人中泻，心得清凉气自平"，因此大陵穴能够清泻心火和脾胃之热，对于治疗因心脾之火上攻而导致的口臭，非常有效。有口臭问题的女性朋友，无事时可以多按按这个穴位。

在按摩时，可以先用左手拇指按揉右手的大陵穴，时间为 3 ~ 5 分钟，然后左右交换即可，按摩时应稍用力，以感到酸胀微痛为宜。

- 结语 -

虽然通过茶饮、食疗和穴位按摩能够消除口气，但是在日常生活中，我们也应该养成良好的生活习惯，比如饮食有节、不能饥饱无度、注意劳逸结合、调畅心情等，这些良好习惯都有助于帮助我们清除口腔的异味。

五 黑眼圈，如何调理更有效

我们常说眼睛是心灵的窗口，如果眼睛变得不漂亮了，尤其是出现了黑眼圈，不仅会影响颜值，而且还有可能是颓靡憔悴等不良状态的反映。

我有个侄女，深受黑眼圈困扰，她平时上班特别忙，经常熬夜加班，高级眼霜也买了不少，但就是没有效果。我相信，像她一样的女性朋友还有很多。

1. 黑眼圈反映了身体的什么问题

睡得晚及睡眠时间不足是出现黑眼圈最直观、最常见的原因。我曾接诊过一位患者，她连续一个月晚上基本没睡觉，眼睛和脸都变成了青黑色，就像脸上涂了煤烟。在没生孩子之前她就有失眠的病史，现在刚生完小孩一个多月，睡眠时间更加少了，因为孩子经常在夜晚吵闹，让她无法入睡。

现代人的压力比较大，尤其是女性朋友，加班熬夜、早起晚睡是非常常见的事情，同时还要兼顾家庭。很多职场妈妈说，因为家中有年幼的小孩子，通常要哄他们睡着后才有自己的时间来处理工作问题。

如果长期晚睡及睡眠不足，就会导致眼部血管无法休息，持续充血，毒素无法排泄，最终出现黑眼圈。

因为晚睡及睡眠少引起的黑眼圈，调理起来相对简单，平时多注意休息，好好补补觉，黑眼圈就会渐渐消失。比如我提到的那位患者，调理一个月后，脸和眼的颜色变淡了许多。但是，如果休息好了，黑眼圈还是长期存在，那就需要注意了。

在中医理论中，将黑眼圈称为"目胞黑"，它的出现很有可能是身体在向我们求救，与肝、肾的关系密切。

你可能会感觉不可思议，认为肝脏、肾脏和我们的眼睛相距很远，就算是肝肾真出现了问题，也不可能影响到眼睛。如果你有这样的想法就错了，中医最忌讳"头痛医头，脚痛医脚"，而是追求整个身体状态的平衡。

2. 为什么肝肾问题会导致黑眼圈

《黄帝内经》认为五色入五脏，青、赤、黄、白、黑五色分别配属肝、心、脾、肺、肾五脏，并认为五色形于外，五脏应于内……有病必有色，内外相袭，如影随形。

肾藏精，精气上充于目，精气充足会使得双目炯炯有神。但是，有些女性朋友的生活方式长期不健康，比如用脑过度，脑为肾中精髓汇聚而成，因此精气会不断消耗；再比如，性生活过度也会导致肾精亏虚。

当肾精不足的时候，双眼就会因为失去精气的润泽，变得无神。肾的本色是黑色，肾精不足，就会导致本色外浮，体现在眼周，就形成了黑眼圈。

肾精不足的人，除了会出现黑眼圈，还会经常感到疲惫，精神萎靡不振，身体出现浮肿、腰酸背痛、怕冷畏寒等症状。

说完了肾，再来讲一讲肝。我曾诊疗过一位女患者，她是一家大型私企的部门经理，由于企业内斗非常严重，所以她一方面要拼命地工作，另一方面又要应对各种复杂的人际关系，而且她的老公脾气很不好，两个人基本上三天一小吵，五天一大吵。孩子的学习成绩也不太好，她经常在给孩子辅导作业时大发脾气。

最近几年，她的脸上一直有黑眼圈，每天都要化很浓的妆才敢出门。听了她的描述，我仔细观察了一下她，发现她不仅有黑眼圈，脸色也非常差，蜡黄暗沉。之后我又了解到，她最近几年经常失眠，通常到凌晨三四点才能睡着，而且脾气也越来越暴躁，经常感到疲乏无力，胃口也不好，不想吃东西，于是我判断她的肝脏出了问题，并且很可能已经影响到了脾脏。

在中医理论中，肝有两大功能：一个是主疏泄，让全身的气机能够疏通、畅达；另一个是主藏血，即贮藏血液、调节血量的功能。

现代社会生活节奏快，工作、家庭压力巨大，如果心情长期不顺畅，经常生闷气，就会导致肝气郁滞，气机不畅，就会使血液流通不顺，眼部的微细血管交换循环减慢，黑色素沉淀在眼睑、眼眶之中，就会出现青黑的现象。

古代眼科著作《眼科集成》中的"气郁血滞，伏火邪风，挟瘀血而透于眼胞眼堂，隐隐现青黑之色气"就形象地描述了气滞血瘀导致黑眼圈的过程。

另外，凌晨1点到3点是肝经当令，这时正是养肝血的最佳时间。如果经常熬夜，就会增加肝脏负担，长此以往，毒素就会瘀积在体内，脸色就变得蜡黄暗沉。

"肝开窍于目"，没有肝血的滋养，我们的眼睛也会受到损伤，出现干涩、瘙痒等症状，肝血不足还会让我们即使身体乏力、疲劳，但还是失眠、入睡困难，进一步加重了黑眼圈。

在明代医书《赤水玄珠全集》中有"眼眶黑，主内有痰"的说法，而脾主运化，痰饮重则和它相关，但是究其根本，其实还是和肝的关系密切。肝气郁滞，肝血不足，时间长了就会让脾受到损伤，影响脾的运化功能，脾不能运化水湿，湿邪内停，就会上浮于眼，导致出现眼袋和青黑的眼圈。

3. 如何消除黑眼圈

消除黑眼圈关键在于调理肝肾。肝脏的调理，在于疏肝理气。肝的主色是青色，因此大家平时可以多吃一些如黄瓜、芹菜、菠菜等青色食物，能帮助我们促进肝经循环，舒缓肝郁。

肾的调理关键在于温补肾阳、兼养精血。肾的主色是黑色，我们可以适当吃些黑色食物，比如黑芝麻、黑豆、黑米等。下面我就推荐几个调养肝肾的食饮方。

3.1 美白三花茶

我推荐的第一个方法是一道茶饮，叫美白三花茶。我把这个方法推荐给了上文提到的那位常年有黑眼圈的女性患者。

美白三花茶中的"三花"分别是茉莉花、月季花和红花，每种花各取 3 克，混合到一起，放入杯中，以开水冲泡，盖上杯盖闷 5～8 分钟，即可饮用。

茉莉花：上一节中也提到过，除了能够清新口气，它还具有和中下气、理气开郁、芳香辟秽的功效。在《饮片新参》中记载茉莉花能够"平肝解郁，理气止痛"。

月季花：也叫四季蔷薇，具有活血调经、消肿解毒、疏肝解郁的功效。据《本草逢原》记载，月季花为活血良药，捣烂外敷能治疗肿痛疮疡。

红花：也叫草红花，在临床中比较常用，它具有活血通经、散瘀止痛的功效。如果瘀血明显，例如有冠心病、心绞痛、脂肪肝、心肌梗死、闭经等疾病的患者，可以冲服西红花（也叫藏红花），它的活血化瘀力量更强，有凉血解毒、活血化瘀、解郁安神的功效，同时还可以促进睡眠，提高人体的免疫力。

三种花搭配在一起代茶饮，能够理气解郁、化湿和中、活血散瘀、强心补肾。这道茶饮是经过我临床总结的治疗经验配制而成。那位女患者回去以后，听从我的建议，坚持健康、规律的饮食，早睡早起，放松心情，平日控制自己的脾气，再配合饮用三花茶，三个月以后，她在微信上告诉我，不但黑眼圈远离她了，整个人变得精力十足，脾气也变得温和了。

需要注意的是，红花能够活血化瘀，因此孕妇及月经量多者不要喝这道茶饮，否则容易引起流产或月经淋漓不断。

3.2 杞菊乌龙茶

我推荐的第二个方法依然是一道茶饮，叫作杞菊乌龙茶，做法也非常简单，准备白菊花 5 ~ 10 朵，枸杞子 10 粒，乌龙茶 3 ~ 5 克，把它们放入水杯中，冲入开水，盖好杯盖闷泡 5 分钟，即可饮用。

白菊花：能够散风清热、平肝明目。在古代，人们经常用菊花来泡酒，并在其中加入一些中药，比如生地黄、当归、枸杞等，能够起到养肝、明目、健脑、延缓衰老等功效，因此菊花酒又被称为"长寿酒"。

枸杞子：是一种常见的食材，也可以作为药物入药，具有滋补肝肾的功效，在《医级》中就有这样的记载："杞菊地黄汤，治肾肝不足，生花歧视，或干涩眼痛。即六味丸加杞子、白菊是也。"如今的中成药杞菊地黄丸也由此而来。对于女性朋友来说，经常食用枸杞子，还能够起到美容养颜和抗衰老的功效。

乌龙茶：为半发酵茶，经常饮用，可以降脂降压，保肝防衰老。

将上述三者搭配做成茶饮来饮用，能够滋补肝肾、清热解毒、明目，还能促进血液循环与新陈代谢、减肥降脂。但要注意，脾胃虚寒、腹泻、手足怕冷者不要服用。

3.3 黑木耳猪肝汤

我推荐的第三个方法是一道食疗方，叫黑木耳猪肝汤。

先准备黑木耳 10 克，猪肝 200 克，生姜 3 片，料酒 10 毫升，盐少许。食材准备好以后，先将黑木耳用清水发透，洗干净，备用。然后把猪肝、生姜分别用水洗干净，猪肝切片，生姜刮皮，备用。

在锅中加入适量清水，放入猪肝，先用大火烧开后换水，再把猪肝放入烧开的清水中，约 3000 毫升，黑木耳、生姜、料酒同时放进去，水烧开后继续用小火煮一小时左右，等猪肝熟透后，加盐调味，每天吃一次，一周吃 2～3 次就可以啦。

黑木耳：被称为"素中之王""中餐中的黑色瑰宝"，它的食疗价值早在《神农本草经》中就有记载,说其具有"益气不饥,轻身强志"的作用。元代营养学专著《饮膳正要》中也记载黑木耳能"利五脏,宣肠胃"。

猪肝:性温,具有补肝养血、补气健脾的功效,而且明目的功效尤为显著,在唐代的《千金要方·食治》中,就提到猪肝"主明目"。

常喝黑木耳猪肝汤,能够补虚益精、清热祛风、益血明目,对治疗因肝肾亏虚所引起的黑眼圈、眼睛干涩都非常有效。需注意的是,脾胃虚寒、腹痛腹泻的人慎用本食疗方。

4. 外治法——按揉睛明穴

推荐完茶饮和食疗方,接下来,我要推荐一个穴位。通过按摩这个穴位,能有效地消除黑眼圈,它就是睛明穴。

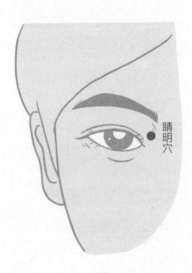

睛明穴

对于睛明穴,朋友们一定非常熟悉,我们做过的眼保健操中就有这个穴位。做眼保健操可以调节眼及头部的血液循环,放松肌肉,改善眼部疲劳。其中第二节按揉的睛明穴，是改善眼部疲劳最有效的穴位。

睛明穴是足太阳膀胱经上的腧穴，又是手太阳小肠经、足太阳膀胱经、足阳明胃经及阴阳跷脉五脉的交会穴。五脉经气输注于此，且阴阳跷脉主眼部开合，因此，凡是眼部疾病均可以使用此穴进行治疗，同时睛明穴还具有泻热明目、祛风通络的功效，对于黑眼圈有很好的预防和治疗作用。

睛明穴位于眼睛内眼角上方的凹陷处，闭上双眼，用双手的拇指指腹，有节奏地按压睛明穴，每次按压 30 ~ 50 次，每天做 1 ~ 2 次。想要告别熊猫眼，就从现在起认真地做眼保健操吧！

- 结语 -

　　我分享了四个调理肝肾、缓解黑眼圈的方法，分别是美白三花茶、杞菊乌龙茶、黑木耳猪肝汤和按揉睛明穴。除内服外，女性朋友在平时还应该注意劳逸结合，做到起居有常、饮食有规律、放松心情等，只有这样，我们才能"巧笑倩兮，美目盼兮"。

3

第三章

养脾胃，
宁心神，病不找

女人变老，是从脾气虚弱开始的。女性脾虚会导致脸色萎黄、头发泛黄、身材臃肿松垮、赘肉多。同时，脾还有"升清降浊"的作用，脾虚的女性总是"慢吞吞"的，吃完饭后容易犯困，记忆力减退。严重的话，还会导致月经失调、影响怀孕。

一 脾虚的女人老得快

所有人都希望容颜不老，青春永驻。但是女性的衰老速度，往往比男性更快，我有一个朋友，实际年龄比她的丈夫小 4 岁，但总被外人错认成丈夫的姐姐，十分尴尬。于是，为了让自己看上去年轻些，不惜重金购买各种高级化妆品，去美容，去塑身，甚至做医美，但效果往往是短暂的，治标不治本。

中医理论中有一个概念叫"女七男八"，它源自《黄帝内经》，说的是男女的生长周期，其中女性的生长周期是"七"，意思是女性的身体每过七年就会出现一个大的变化。

《黄帝内经》记载："四七，筋骨坚，发长极，身体盛壮；五七，阳明脉衰，面始焦，发始堕。"意思是说，女子在 28 岁时，筋骨最强健，头发长到极点，生理状况达到最强盛的状态。但是，我们应该知道一个道理，那就是"盛极必衰"，任何事物到达顶峰以后，就会走下坡路。到了 35 岁，女性的面容就会开始憔悴，头发也会随之脱落……种种衰老的迹象其实都是从"阳明脉衰"开始。那么，"阳明脉"是什么呢？它指的就是脾胃之经脉，也就是说，女人变老，就是从脾气虚弱开始的。

1. 脾的重要性

很多女性朋友对脾虚不以为然，认为这个概念很虚幻，不会影响我们的生活，这种想法其实是错误的。

在西医的眼中，脾脏只是一个普通的免疫器官；但在中医眼里，它是一个非常重要的脏器，因此才会有"脾胃者，仓廪之官，五味出焉"的说法。仓廪之官，就是管理粮食仓库的官吏。五味，指的是水谷化生的精气。

脾主运化，主要指的是运化食物，胃具有接纳食物的功能，我们吃下去的食物，先由胃进行初步的研磨、消化，然后再由脾进行再次消化，取精华，去糟粕，变为水谷精微之气，然后被输送到全身，使脏腑、经络、四肢百骸，以及筋肉、皮、毛等组织得到充分的营养。

除了运化食物，脾的另一个运化功能，就是运化体内的水液，也就是调节人体内部水液代谢，使其保持平衡。

水液进入我们体内，先由脾吸收，然后输送至全身，而那些多余的水液，则被输送到相应的器官，比如膀胱、皮肤等，变成尿液和汗液，排出体外。

2. 脾虚的危害

"脾胃学说"的创始人是金元四大家之一的李东垣。其明确提出，人体正气源于水谷精微，正气即胃气、元气，而胃气、元气的盛衰，与脾功能的强弱息息相关，脾旺则正气充盛，脾弱则正气不足。所以，如果出现脾虚，很可能会"牵一发而动全身"，导致各种症状的发生，比如食欲不振、四肢无力、胃胀腹满、大便稀溏、痰多、水肿等。

对于女性朋友来说，如果脾气虚弱，就会导致我们体内的养料不足，身体机能减退，衰老也就接踵而至。那么，女性脾虚会有哪些危害呢？

"脾主土，在色为黄"，女性朋友若出现脾虚，脸色就会呈萎黄色。正常人的头发应该乌黑发亮，但有些女性朋友总是感觉头发泛黄，这其实也是脾虚所致。

"脾主肌肉"，脾的状态良好能够让身体肌肉和筋脉张弛有力。健康的女性朋友的身材看起来饱满挺直，如果脾虚，吃进去的食物就无法被有效地消化、吸收，导致脸部、腹部和臀部出现摸起来软软的赘肉，让人整体看起来非常臃肿松垮。

脾还能"升清降浊"，头部位于人体的最上部，想要保持大脑的清醒，就需要充足的血液供养，脾在这时就起到重要的作用，它通过升血、泵血的功能，来保证大脑所需的血液。

脾气旺盛的人思维敏捷，说话的语速通常也会快一些，办起事来雷厉风行。但是，有些女性朋友在工作时总是慢吞吞，而且在吃完饭后容易犯困，记忆力减退，平时也不愿意说话，这就是脾气虚弱，没有余力进行"升清降浊"而导致的。

女性朋友如果气血充足，充养了胞宫，月经就会正常；如果脾气虚弱，没有足够的气血注入胞宫，女性就会出现月经失调的现象。另外，对于怀孕的女性来说，如果出现脾虚，母体的营养跟不上，就会影响胎儿的正常发育，使得胎儿出现生长迟缓的现象。严重的话，甚至会导致胎儿停止发育，甚至流产。

3. 为什么会脾虚

首先，饮食失调是一个最主要的原因。好好吃饭，对于我们来说，是一件非常重要的事情，但是很多女性朋友却不明白这个道理。为了早点完成工作，或者为了减肥，很多人经常忘记吃饭，或者随便吃几口就不吃了，有些女性朋友还喜欢吃生冷的食物，这些都会对脾造成损害，所以有"饮食不规律的女人，都是脾虚的'心上人'"的说法。

其次，中医认为"脾在志为思，过思则伤脾"。如果经常情绪抑郁，整天愁这个，愁那个，感觉没什么愉快的事情，就会出现脾虚的症状，甚至还会导致其他疾病的发生。

最后，《黄帝内经》中有"久坐伤肉"的说法，所谓"伤肉"其实伤的就是脾。前文说过，脾主肌肉，久坐意味着不运动，这就导致了肌肉乃至脾气的用进废退。我们经常用"手无缚鸡之力"来形容古代的书生，就是因为他们总待在书房里，每天都不运动。同样，现在有很多上班族女性，从上班开始就一直坐着不动，直到下班，长时间久坐也会引发脾虚。

4. 如何判断自己是否脾虚

在生活中，女性朋友又该如何判断自己是否脾虚呢？除了之前我提到的那些症状，我再教给大家一个实用的小方法，只需要照照镜子，就能够轻松判断出来。

首先，看面色。 因为脾脏受损，最先体现在面色上，前面我说过，脾虚的人皮肤呈萎黄色，除此之外，也可能有青黑等颜色夹杂，而黄种人的正常肤色，应该是红黄隐隐、光明润泽。

其次，看嘴唇。"脾之华在唇"，脾健康的人嘴唇呈红润色，干湿适度，润滑有光。而脾虚的人，嘴唇苍白，没有血色，并且很容易干裂起皮。

再次，看鼻子。脾胃的经脉，和人的鼻子相连，鼻腔干燥、嗅觉失灵，大多是脾虚所导致的。有些病情危重的患者，如果鼻尖处还有明亮的光泽，则说明脾胃功能还行，还能进食，病情还有好转的希望；如果鼻梁歪斜，鼻色灰暗，就表明胃气将绝，人则将亡。

最后，看舌苔。正常的舌头呈淡淡的红色，舌苔也比较薄。如果脾脏功能受损，舌苔就会变得发白，并且非常厚腻，舌头的边缘还会出现明显的齿痕。

5. 脾虚的调理方法

在《景岳全书》中有这样一句话："盖人之始生，本乎精血之原；人之既生，由乎水谷之养。"脾作为一个能够运化水谷精微的脏器，被认为是"后天之本"，将它调理好是女性朋友延缓衰老的关键。下面就推荐几个调理脾的方法。

5.1 茯苓白术饮

我推荐的第一个方法，是一款传统的茶饮，叫茯苓白术饮。首先准备茯苓 10 克，白术 5 克，将茯苓、白术冲洗干净，加入清水 1500 毫升，水烧开后再煮 30 分钟，即可饮用。

茯苓：具有渗湿利水、健脾和胃、宁心安神的功效。

白术：能补气健脾、燥湿利水。

两者合用，能够增强调和脾土的功效，对于脾虚导致的食欲不佳、腹胀水肿者，具有明显效果。这个茶饮比较平和，除感冒发热的人以外，其他人都可以喝。

5.2 橘姜茶

我推荐的第二个方法叫橘姜茶。制作这道茶饮时，先取新鲜橘子皮2个，生姜3片，花茶3克。将橘皮和生姜一起放入水中煎煮，等到水沸之后，再将花茶放入，泡上片刻，即可饮用。

橘皮：性温，味苦、辛，归肺、脾经，能够理气健脾，燥湿化痰。

生姜：能够温中止呕、温肺止咳，滋养脾和肠道。

经常饮用橘姜茶，能够开胃、健脾、生津，缓解脾胃不和、咳嗽痰多等症状，但湿热旺盛、口舌生疮、大便干燥的人不要服用。

5.3 山药糯米紫薯粥

我推荐的第三个方法是一道食疗方，叫山药糯米紫薯粥。我们需要准备山药150克，紫薯200克，糯米100克，将糯米用水浸泡20分钟，山药和紫薯切丁、洗净，糯米放入锅中，加水煮开，等到糯米涨起来以后，放入山药和紫薯，等食材煮熟后，即可食用。

山药：《本草纲目》中有明确记载，山药能"益肾气、健脾胃、止泻痢、化痰涎、润皮毛"。在临床中，对于多数湿邪困脾的患者，我都会用上一味山药，有些是取山药的健中补虚作用，用来增强体质；有些是取山药的健脾利湿作用，目的是预防肥胖。

紫薯：又名黑薯、苕薯，性平，归胃、肝、大肠经，具有润肠通便、美容养颜的功效。它含有大量的花青素和硒，能够抗氧化、延缓衰老，帮助肝脏排出体内的毒素。

糯米：性温，味甘，具有温阳暖胃、补脾止泻、通利小便的功效，长期食用还可以益气健脾。《本草经疏》对糯米的养生保健功效做了充分的说明，说其"补脾胃、益肺气之谷，脾胃得补，则中自温，大便亦坚实，温能养气，气充则身自多热，大抵脾肺虚寒者宜之"。

因此，我在临床中经常将山药糯米紫薯粥这道食疗方推荐给女性患者，因为粥者缓也，说明药效作用的温和，适合慢慢地调节机体的状态，而不像药物具有较强的作用。这种调养的方法既能预防、治疗脾胃虚弱，机体又不会出现不适的现象。但是胃胀胃痛、糖尿病的人群尽量少用。

6.外治法——睡前捏脊

我推荐的第四个方法，就是睡前捏脊。在大家普遍的印象中，捏脊疗法通常用于小儿，其实，它对成年人同样有效，尤其是女性朋友。

经常捏脊，可以健脾和胃、消食化气，同时通过捏脊，能够振奋督脉的阳气，推动全身气血的运行，调整全身的阴阳之气，从而培补我们的后天气血。

捏脊的操作手法较为麻烦，可以寻求家人帮助，具体的操作方法如下。

首先，俯卧在沙发或床上，让按摩者从尾椎开始，将润滑油均匀涂抹于脊背部，然后用双手食指的前两节平放在脊柱的两侧，轻轻地向上推动一点，因为摩擦力，脊柱两侧的肌肤会牵扯起来，再用双手大拇指捏住皮肤，按照推、捏、提、放的先后顺序，自下而上地捏拿，从尾椎下的长强穴向上至脊柱上端的大椎穴。

其次，从尾椎捏拿到大椎，算是捏一遍。刚开始捏脊的时候，会有些疼痛难忍，可以根据自己的承受能力循序渐进，每天捏脊3～6次就可以了。

最后，我再教各位女性朋友一个小窍门。在捏脊的时候，中医讲究捏三提一，从而增强疗效。捏三提一，就是手部用力捏三下，将皮肤垂直提一下，手法要快，这样能够最大幅度地提升捏脊的效果，更好地培补后天的气血。

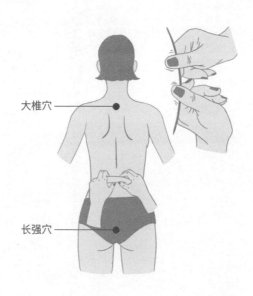

大椎穴

长强穴

　　我分享了四个调理脾胃的方法，分别是茯苓白术饮、橘姜茶、山药糯米紫薯粥和睡前捏脊。女性朋友应该记住，补脾之法不能速效，只有坚持调养，才能避免脾虚带来的容貌和身形的改变。另外，"治未病"说的就是在疾病没有发生的时候，将其扼杀在摇篮之中。脾虚一般是日积月累造成的，所以更需要以防为主，在日常生活中要做到饮食规律、不暴饮暴食、不吃生冷的食物、避免忧虑过度等。

二 脾气暴躁，也许是肝出问题了

在我们身边，脾气暴躁的女性并不少见，这一类朋友在生活中很容易动怒，即便是在其他人看来微不足道的小事，也会让她们怒火中烧。一般人会认为，这是她们的性格使然，其实，从中医的角度来看，动不动就爱发脾气，很可能是身体出现了问题。

爱发脾气的女性朋友经常挂在嘴边的一句话就是"气死我了"，有的人认为这很夸张，但生活中确实有这种事情发生，甚至有媒体报道过，两个人吵架时一方突然倒地身亡的新闻。

为什么会出现这种事情？原因是发完脾气后，身体就像经历了一场大地震，我们可能体会到的只是气愤的表面，但身体内部也许已经被悄悄地"震裂"了。

1. 肝火旺盛导致我们脾气暴躁

我有一个朋友，40多岁，以前是一个性格温柔的女性，前几年当上副校长后，操心的事情繁多，长时间耗费精力，脾气变得越来越暴躁，老师犯了一点小错误，就会招来她的一顿责骂，在家里也经常打孩子、骂老公。她就好像一个随时会爆炸的炸弹，弄得学校的老师整天胆战心惊，家里也鸡犬不宁，大家都苦不堪言。

后来，她和老公来我家做客，就聊到她脾气暴躁这个问题，其实她也很苦恼，也知道大多数时候，自己是不应该发脾气的，可就是控制不住。我看她脸上有明显的色斑，又了解到她经常感觉眼睛干涩疼痛、胸闷气短，于是，我判断她之所以脾气暴躁，很可能是肝火旺盛引起的，需要清肝泻热，来帮助她控制脾气。

有些女性朋友有委屈会很直接地发泄出来，而不是生闷气，这是非常正确的做法，因为生闷气对健康的危害极大。但是，有些女性朋友经常感觉烦躁不安，常常因为一点小事，就变得暴跳如雷，完全不受自我控制。这时候的发泄就属于疾病的范畴了，它是我们身体失调的结果。

清代中医名家叶天士所著的《临证指南医案》中有这样一句话："女科病，多倍于男子，而胎产调经为主要……女子以肝为先天也。"这句话对女性的生理、病理特点进行了高度概括，认为女子以肝为本，对于妇人病的治疗，调肝须贯彻始终。所以，脾气暴躁的女性朋友，也应该从调理肝开始。

中医理论认为"肝为刚脏，喜条达而恶抑郁，在志为怒"。意思是说，肝是具有刚强、急躁的生理特性的脏器，它喜欢舒畅柔和的情绪，而不喜欢抑郁的情绪，肝出现问题时，人的情绪主要表现为愤怒。

怒作为一种不良的情绪反应，会导致体内的肝气上逆。中医认为"水火者，阴阳之征兆也"，气属于阳，肝气就是指肝的阳气，朱丹溪曾提出人体"阳常有余，阴常不足"，肝性喜条达，主动主升，肝病常易于阳亢，阳气过盛，人也就变得急躁易怒了。所以，一个人如果经常发脾气，我们称为肝火旺，亦称为肝阳亢盛。

2. 肝火旺盛带来的危害

肝火旺盛除了会让我们的脾气变得暴躁，还会给我们的身体带来以下危害。

第一，对于女性朋友来说，肝火过于旺盛会影响颜值。肝主疏泄，肝火旺会导致疏泄失调，当火气上冲到面部时，由于面部没有排毒出口，只好通过皮肤排泄，所以容易面泛油光，而且颜面易长痘及色斑。

第二，肝火具有上冲的特点。大家可以想象体内有一团熊熊大火烧到头部的场景，由于头部的气血运行被扰乱，肝火旺的女性朋友就会经常出现头晕、头痛、血压升高、心绞痛的现象。

第三，在凌晨 1 点到 3 点这个时间段，属于肝经运行时段，肝火过旺的人，在此时段非常容易惊醒，并且再难以入睡，因此肝火过旺会影响睡眠质量。

第四，肝具有藏血的功能，而女性以血为根本，肝火旺会影响血的运行，会出现月经提前或是延后的现象，甚至会导致闭经。

3. 肝火旺盛的原因

女性朋友肝火旺盛主要是和平时的生活习惯有关，其中最重要的一点，就是受到情志的影响。前文已经讲过，肝火旺盛会让人变得脾气暴躁，而经常发脾气又会导致肝火越来越旺，从此陷入恶性循环。

另外，喜欢熬夜的女性朋友也容易肝火旺盛。夜间本是身体休息的时间，也是各个脏器排毒的时间，如果此时身体还处于一个兴奋的状态，就需要透支肝肾来运作。长时间地消耗肝肾阴精，最终让肝火变得旺盛。

还有，饮食没有节制也是导致肝火"烧"起来的原因之一。常吃油腻、辛辣刺激性的食物会加重肝脏负担，引起血液循环不畅，久而久之，就会导致肝火上炎。

4. 如何判断自己是否肝火旺盛

除了上面提到的那些症状，在日常生活中，我们又该如何判断自己是否肝火旺盛呢？

首先，因为肝火具有上冲的特点，所以肝火旺盛的人会感觉上半身很热，经常会出现面红耳赤的现象。

其次，肝开窍于目，眼睛的营养、血液供给，都来源于肝脏，眼睛长期受肝火的熏蒸，就会导致津液减少，所以会感到眼睛干涩疼痛。

再次，晨起后，如果感到口干、口苦，即使刷牙也无法改善，就要小心肝火旺盛了。口干，主要是肝火耗损津液导致的，肝火太旺，热波及胆，胆气上溢，我们就会出现口苦。

最后，肝属木，脾属土，木又克土。如果肝火旺盛，则会影响到脾的正常运转，一旦脾受到影响，就容易出现消化不良等情况。

5. 有效清除"火气"的食饮方

5.1 蒲公英甘菊茶

我推荐的第一个方法是一道茶饮，叫蒲公英甘菊茶。

具体做法：先取新鲜、适量蒲公英及其根茎，烘干炒制成茶，备用；然后取适量的菊花、金银花，洗干净后烘干成茶，备用；最后，取蒲公英、菊花、金银花各 0.5 克，制成茶包。每天取一包，用热水冲泡代茶饮，每个茶包可反复冲泡 2 ~ 3 次。

蒲公英：味苦甘，性寒，无毒，具有清热解毒、消肿散结、保肝利胆的功效。

菊花：味甘苦，性微寒，既能清肝火，又能散风热、平肝明目、清热解毒。

金银花：味甘，性寒，自古以来就被誉为清热解毒的良药，能够清肝热而不伤胃。

经常喝这道茶饮，能够平肝降火、排出毒素。需要注意的是，由于这三味药药性都寒凉，所以，容易腹泻、过敏体质及脾胃虚寒的女性朋友慎用。

5.2 芹菜萝卜汁

我推荐的第二个方法是一道非常简单的食疗方——芹菜萝卜汁。

具体做法：准备西芹 300 克，白萝卜 200 克，然后把二者洗净、切碎，放到榨汁机中打成汁。建议每天服用 200 毫升左右。

芹菜：性凉，味甘、微苦，具有平肝凉血和清热利湿的功效，是一种物美价廉、四季皆青的常见蔬菜。医著《本草推陈》中就记载芹菜"治肝阳头昏，面红目赤，头重脚轻，步行飘摇等症"，所以经常大动肝火的女性朋友，可以喝芹菜汁来帮助"灭火"。

白萝卜：有化痰、止咳、理气的功效。现代药理研究发现白萝卜富含维生素 C 和微量元素锌及淀粉酶，能增强机体免疫力、提高机体抵抗力，帮助营养物质的吸收，排毒防癌。

前段时间，有位初次来门诊就诊的患者，带着她的父母来找我看病。刚进诊室，她就要感谢我，她说父母两人原来血压高、血脂高、便秘，而且天天吵架。后来，她父母偶然在电视上看到我讲芹菜萝卜汁可以清肝火、降血压，于是他们开始每天早上都喝，坚持了一年，他们的血压、血脂都正常了，大便通畅了，最重要的是老两口的关系也和谐了，所以前来看病并且感谢我。但是要注意，脾胃虚寒、腹痛腹泻的人不要服用这个方子。

5.3 三鲜饮

第三个方法也是一道食疗方，叫作三鲜饮。准备鲜藕 120 克，鲜茅根 100 克，鲜梨 1 个，将鲜藕洗净，切薄片，鲜茅根洗净，在锅内倒入清水，放入藕片和茅根，用文火熬 30 分钟后，滤渣取水，再将鲜梨榨汁，兑入饮用。

莲藕：性寒，具有清热生津、滋肝润肺的功效。因肝火旺盛导致脸上长痘的女性朋友，可以经常吃莲藕。

梨：具有生津止渴、清热降火、养血生津、润肺去燥等功效，能够助消化、促进食欲。肝火旺的人每天吃一两个梨就可缓解症状。

鲜茅根：味甘，性寒，具有凉血止血、清热利尿的功效。在药用方面，茅根具有"味甘而不腻膈，性寒而不碍胃，利水而不伤阴"的特点，对于有热证而又津液不足的女性朋友最为适用。

三种食材放在一起饮用，效果极佳，能够清热泻火、止渴生津，适用于肝火旺盛引起的烦躁易怒、坐卧不宁、失眠心悸等人群服用。脾胃虚寒、手足怕冷的人不适合服用。

5.4 外治法——掐按大敦穴

大敦穴是足厥阴肝经的井穴，《灵枢·本输》写道："肝出于大敦，大敦者，足大趾之端，及三毛之中也，为井木。"其中"敦"是厚的意思，"大敦"就是特别厚，因此本穴位于足大趾内侧，肌肉最丰厚之处，大趾末端（靠近第二趾侧）甲根边缘外侧 0.1 寸，它为肝经的井穴，"井"有源头之意，因此大敦穴为肝经经气的源头，具有疏肝解郁、理气调血、泻热解痉的功效。

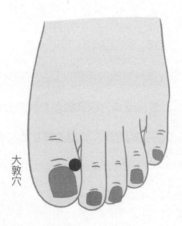

大敦穴

按揉时，可以用拇指的指尖掐按大敦穴，每次 3 ~ 5 分钟，注意不要掐破皮肤。经常按摩此穴，能很好地改善肝火旺盛的问题，从而可以有效缓解情绪暴躁的现象。

　　以上就是祛除肝火的四个妙方，我把其中三个方法教给了我那位当副校长的朋友。她在工作时经常喝蒲公英甘菊茶，一周饮用 3 次三鲜饮，每天按揉大敦穴，同时我还告诉她，要改变一些不良的生活习惯，比如不要熬夜，避免食用辛辣刺激的食物，适当做一些有氧运动，要以良好的心态来对待生活中的不如意。

　　三个月后，这位朋友和她老公笑盈盈地来找我，和我谈笑风生，又变成了以前那个温婉、开朗的样子。我又观察了一下她，发现她脸上的色斑已经变淡了。她告诉我，胸闷气短和眼睛干涩疼痛的症状已经消失了，学校里的老师都说她似乎一夜之间变成另外一个人了。当然，最高兴的还是她的老公，对我连声道谢，因为我还给他一个和睦的家庭。

- 结语 -

　　这节首先讲了导致脾气暴躁的原因以及它所带来的危害。其次，我讲了女性朋友为什么会肝火旺盛，以及如何判断自己是否肝火旺盛。最后，我分享了四个祛除肝火的方法，分别是蒲公英甘菊茶、芹菜萝卜汁、三鲜饮及掐按大敦穴。

三 告别失眠，睡个安稳觉

睡眠对于我们人体非常重要，在我们有限的生命里，它占据着三分之一的时间。安然睡眠对于娱乐活动不多的古人来说，应该不算什么大问题，从"奄奄黄昏后，寂寂人定初"的诗句就能看出。

然而，现代人的生活节奏加快，压力也越来越大。对于一些人来说，失眠成了常事，只能依靠安眠药、褪黑素来入睡，但服用这些药物往往只起到临时效果，不能长久地帮助我们调节睡眠，药物一旦停止使用，就又回到了失眠状态。

睡眠不好会影响我们体内的生物钟，一旦生物钟被打乱，就会给身体带来比较大的负荷，轻则会让我们在白天感觉疲惫，情绪变得低落或易怒，加速衰老；重则会使身体的免疫力下降，诱发其他疾病。

1. 什么是失眠

有的女性朋友可能有这样的疑问：是不是整晚不能入睡，才叫失眠呢？在解答这个问题之前，先来说一说什么样的睡眠才能称得上是高质量的睡眠。

首先，我们需要入睡快，也就是在上床后半小时之内，就能安然入睡；其次，我们入睡后，能够保持深度睡眠，不容易被惊醒，也很少去卫生间；最后，我们第二天醒来能够神清气爽，白天工作的时候不犯困，工作效率也很高。这就是高质量睡眠的定义。

与之相对应的是低质量睡眠。有些女性朋友入睡困难，晚上 10 点就早早上床，却到后半夜才能入睡；而有些朋友入睡还行，但睡到半夜却总是醒来，然后再也无法入睡；还有一些朋友时睡时醒，经常做梦，一晚上要去厕所五六次，第二天神疲乏力，无法安心工作；等等，这些都可以归为失眠。

需要注意的是，有些女性朋友偶尔出现一天，或者几天低质量睡眠，并不能称为失眠，可以尝试改善一些不良生活习惯，调整一下自己的心情，就能恢复高质量睡眠。若在较好的睡眠条件及环境中，连续一个月有入睡困难、夜间易醒、夜眠梦多的问题，才能称为失眠。

2. 失眠的危害

短期的失眠，虽然不会给身体带来多大的损害，却会让我们变得无精打采，体力也得不到有效的恢复，记忆力、注意力、自制力等都会减弱，让我们变得情绪低落，脾气暴躁，会影响我们正常的生活、工作和学习。

长期的失眠，不仅会让女性朋友的面部出现黑眼圈、色斑，皮肤变得松弛，提前进入衰老期，而且长期失眠还与心脏病、高血压、抑郁症等疾病有很大的关联性，严重危害我们的身心健康。因此，我们一定要加强对失眠的重视。

3. 肝气郁结是造成失眠的主要原因

古籍中有"人之安睡，神归心，魂归肝，魄归肺，志藏肾，意归胃，五脏各安其位而寝"的说法，意思是说脏腑功能平衡，人就能安然入睡。脏腑功能一旦失调，心神被扰，我们体内的阴阳失去平衡，就会失眠。

大多数女性朋友并不是一整夜睡不着，而是入睡困难，尤其是在晚上11点到凌晨1点这个时间段，躺在床上辗转反侧，不能入睡，但过了这个时间段，就能够慢慢进入梦乡。这就和肝的关系密切，因为这个时间段正是肝脏排毒的时间。

中医认为，肝有疏泄的作用，喜舒畅，恶抑郁，如果我们整天情绪抑郁不舒，就会导致肝失疏泄，长期发展下去，气机就会郁结。而"气有余便是火"，内郁会化热，热扰心神，就会让人变得魂不守舍，难以入睡。

肝郁的女性朋友，除了会失眠，还会表现出心烦暴躁、神疲乏力、两肋胀满、眼睛干涩、耳鸣健忘、月经不调等症状，睡眠质量无法保证，同时还会影响容颜，让皮肤变得粗糙、暗沉、长痘痘和斑点。

4. 血虚是导致失眠的另一个重要原因

除了肝气郁结，血虚也是导致女性朋友失眠的主要原因。中医所说的血虚类似于西医所说的贫血。

女子以血为本，只有阴血充足，面色才会红润，头发才会有光泽，精神也才会饱满。如果阴血不足，不仅会影响容颜，也会导致失眠。

我之前诊疗过一位女患者，她是一家公司的中层领导，而且是一个工作狂。在生孩子的前两天，她还在安排下属工作，进入产房顺利分娩以后，突然产后大出血，经过六个多小时的抢救才保住了性命。因为害怕自己的位置被别人顶替，所以还没有休完产假，她就拖着虚弱的身体去上班了。

她的老公和婆婆很体谅她，家务活不用她做，晚上孩子也是婆婆帮着带。因为每天都很疲惫，她通常在十点前就躺下睡觉，但总是在凌晨两三点醒来，醒后就再也睡不着了。有时候即使能睡到天亮，但也总是做梦，醒后能记住很多梦中片段，睡了一夜后反而感觉身体更加疲乏。除此之外，她的月经量也变得很少，并且颜色暗淡。

听了这位女患者的描述，我仔细观察了一下她，发现她的眼睛全是血丝，并且脸色发黄，头发也干枯发黄，我让她伸出手，摸了摸，发现她的手非常凉，指甲很薄，并且有棱，因此我判断，她这是典型的血虚导致的失眠。

中医认为"心主血，肝藏血"，身体里的血液要靠心气的推动，才能够运化到全身，供养各个脏腑。而肝脏是一个血库，具有贮藏血液和调理血量的作用，在人体活动的时候，肝就将贮藏的血液供应给各个脏腑。同时，中医认为"心藏神，肝藏魂"，即肝和心是一个人魂和神的住所。

对于女性朋友来说，各项生理活动都是比较伤耗阴血的，比如说每个月的月经，而这位女患者还有产后大出血的病史，明知自己失血过多，却没有进行调理，身体没恢复好就急着上班，很容易加重血虚。

还有些女性朋友工作比较忙碌，每天吃饭也不追求营养平衡，经常饥一顿饱一顿，时间长了就会损伤脾胃。脾胃损伤后，不能化生水谷精微，气血来源不足，长时间也会出现血虚的情况。

如果血虚，就不能供养心肝，神魂就会无主，心无神则不宁，魂不安则多梦，因此睡眠就会被干扰，导致失眠。血虚的女性朋友除了失眠，还会出现心悸健忘、头晕眼花、面白无华、肢体麻木等症状。

除了肝气郁结、血虚，导致失眠的原因还有很多。比如中医有一种说法叫"胃不和，则卧不安"，如果晚上吃得太多，食物在胃中停留时间过长，就会导致胃气不和，也容易失眠。再比如有些女性朋友在成长过程中受到过重大惊吓，或者遭遇过巨大变故，容易出现心悸胆怯的症状，睡觉时睡不踏实，别人只要稍微发出一点声响，就会被惊醒，并且心跳会加速，这也是失眠的一种。

5. 调理失眠的小妙招

虽然引起失眠的证类有很多，但最主要的还是肝气郁结和血不养心，尤其是在女性群体中，这两种证类所占的比例非常大。接下来，我就根据这两种引起失眠的证类，推荐几个调理的方法，这些方法我也推荐给了上面提到的那位女患者，她调理了几个月，睡眠明显好转。

5.1 双花解郁茶

我推荐的第一个方法是一道茶饮，适用于肝气郁结引起的失眠，叫双花解郁茶。做法非常简单，选取素馨花5克，合欢花5克，将它们用沸水冲泡，代茶饮即可。

素馨花：也叫大花茉莉，归肝经，具有舒肝解郁、行气止痛的功效。

合欢花：有解郁安神、理气和胃、活血止痛的功效，其中以解郁功效最为突出。《神农本草经》中就记载其"主安五脏，和心志，令人欢乐无忧"。

将这两种花冲泡代茶饮，能够疏肝解郁、理气和中，有助于改善我们的睡眠。但需要注意，腹凉、腹痛、腹泻的人慎用。

5.2 沈氏女科小柴胡汤

我推荐的第二个方法是沈氏女科的一剂知名药方，叫沈氏女科小柴胡汤，适用于肝气郁结引起的失眠。

具体方法：取柴胡、白芍、黄芩和佛手每味药各 10 克，然后将它们放入凉水中，泡一个小时，接着开锅后煮 20 分钟，每次的药汁 150 ~ 200 毫升，一服药可以吃两次，午饭及晚饭后半小时服用。

柴胡可以疏肝理气、解郁和胃，白芍能够柔肝解郁、理气止痛，黄芩可以清肝泻热，佛手可以疏肝理气、化痰和胃。

改良后的小柴胡汤能够起到疏肝解郁、理气和胃的功效，有助于泻肝清热、助眠安神。需注意，阴虚火旺、口舌生疮者不要服用。

5.3 酸枣仁赤豆桂圆汤

我接下来要推荐一道食疗方，叫酸枣仁赤豆桂圆汤，适用于血不养心引起的失眠。

具体方法：需准备赤小豆 80 克，桂圆 5 颗，花生 5 克，核桃 3 颗，炒酸枣 15 克。食材准备好后，先将赤小豆洗净，浸泡 2 小时，再将桂圆、酸枣、核桃、花生洗净备用。接着，在锅中加适量清水，放入赤小豆、酸枣、花生，用大火烧开，小火煮一小时左右，然后放入桂圆、核桃，再用小火煮半小时，出锅放温后即可饮用。

炒酸枣仁具有安神养心的功效，睡眠质量不佳的朋友可服用炒酸枣仁汤来调理。赤小豆、桂圆既有养血养神的功能，还可加速身体的新陈代谢，并且这道食疗汤尝起来香甜可口，可以每天服用。但要注意，湿热内蕴、消化不良、腹胀腹痛者不要食用。

5.4 外治法——按揉神门穴

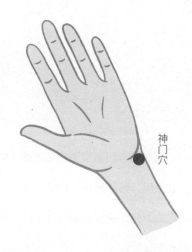

神门穴是我们临床中常用于治疗失眠的穴位，是手少阴心经的原穴。《灵枢·九针十二原》提出"五脏有疾，当取之十二原"，因此，一切与心神相关的疾病都可以使用神门穴进行治疗。

神门穴位于腕部，腕掌侧横纹尺侧端，尺侧腕屈肌腱的桡侧凹陷处，就是从掌心侧小指延伸下来，到手掌根部末端的凹陷处。它具有镇静安神、滋阴降火、养血宁心、通经活络的功效。另外，经现代研究发现，神门穴还可以帮助入睡，调节自主神经，缓解胸胁疼痛，改善心律失常，调节血压，对精神类疾病都有较好疗效。

除了日常的调理，我们在平时还应该做到规律饮食，如晚上 7 点前进食、吃七分饱等，这样就能够缓解"胃不和"导致的失眠。调整情绪，保持乐观心态，有助于缓解肝郁引起的失眠。

尤其是每天窝在"格子间"里的女性朋友，一定要增加一些简便又有效的体力活动，做到体脑并用，这样才能够形与神俱，精神乃治。遵循自然规律，在正常的睡觉时间就寝等习惯都有助于保障我们的睡眠质量，使身体获得健康。

- 结语 -

这节首先讲了什么是失眠，以及失眠对健康造成的危害；其次，讲了导致失眠的两个主要原因，分别是肝气郁结和血不养心；最后，我分享了四个缓解失眠的方法，分别是双花解郁茶、沈氏女科小柴胡汤、酸枣仁赤豆桂圆汤及按揉神门穴。

四 面部长痘，不只是上火那么简单

我们都会经历青春期，进入青春期最明显的标志，就是发现脸上开始长痘，因此痘痘也经常被叫作"青春痘"。实际上，痘痘可不只出现在青春期，很多中年女性也被脸上长痘所困扰。

爱美之心，人皆有之，相信每位女性朋友都不希望脸上出现瑕疵。因此，当发现脸上出现一些痘痘时，很多人总想"除之而后快"，结果往往事与愿违，痘痘没有被消除，反而越来越严重，甚至在皮肤上留下难以祛除的疤痕，更加影响美观。

1. 什么原因导致脸上长痘

西医认为痘痘的产生原因主要是皮肤油脂分泌过多，排出不通畅，阻塞毛囊，给细菌滋生营造合适的环境，引起毛囊的发炎。而在中医理论中，如果人体内部阴阳失衡，内火旺盛，就会"上火"。

这里的"火"，指的就是身体内某些热性的症状，中医又将体内的"火"分为五种，分别是肝火、心火、胃火、肺火和肾火，即为"五脏之火"。

我们的五脏在脸上也有对应的区域，"额心颏肾、左肝右肺、中间为脾胃"，也就是说，额头对应心，下巴对应肾，左侧脸颊对应肝，右侧脸颊对应肺，鼻头和鼻周对应脾胃。

如果脏腑功能失调，出现"上火"的情况，就会使痘痘出现在我们面部相应的位置。比如有些女性朋友经常熬夜加班，压力大，脾气暴躁，就会导致肝火旺盛，左边的脸颊就比较容易长痘。

再比如，有的女性朋友在干燥的秋冬季节不注意润肺，不好好休息，就容易点燃肺火，促使痘痘在右脸颊出现。而那些思虑过度、劳心伤神的女性朋友，容易心火过旺，显现在脸上，额头就容易长痘。还有一些饮食不加克制、胃火大的人，鼻头就会长痘。

我一个朋友家的女儿，今年 20 多岁，去年 9 月的时候，这个女孩突然通过微信向我求助，并给我发了一张照片，是她脸部的特写，鼻头上的痘痘特别明显。她说自己的鼻头上总是长痘痘，已经持续半年了，用了很多祛痘的方法都不管用，想问问我有没有什么好办法。

这个女孩大学毕业以后，就到重庆工作了，每天基本上无辣不欢，我问她是不是平时总感觉胃部灼热，经常吃完东西没多久，就会感觉饥饿。女孩对我说："韩姨，你简直太神了！我甚至怀疑自己得了甲亢，可是去医院检查，又一切正常。"

我告诉她，她的鼻头之所以长痘痘，是因为胃火旺盛。胃火旺盛还会导致我们"消谷善饥"，也就是说刚吃完东西没多久，就又感觉到饥饿。这是因为胃火过于旺盛，刺激胃酸分泌过多，对于食物的消化也就加快了速度，食物腐熟过后形成食糜，迅速排空，胃部空虚，受到胃酸刺激，就很容易感到饥饿。

体内湿热，热蕴成毒引起的脸上长痘痘，颜色鲜红，肿胀疼痛，有时还会出脓、出血，触之疼痛。这个属于实证，由肺胃部湿热所引起。应该用清热凉血解毒的方法调理，症状才能缓解。

有些人认为，既然"上火"会导致痘痘出现，就经常买些降火药来吃，结果不但没有灭火，反而把脾胃吃坏了。其实，"上火"只是诱因，而促使痘痘形成的真正原因，是体内五脏功能失调，导致肌肤毛孔不能正常工作，毒素不能及时被清理，蓄积在面部而出现痘痘，有些人还有可能在背部甚至全身都出现痘痘。

2. 过食寒凉之物，面部也会长痘

喝冷饮、吃冰激凌和西瓜及冰箱里的食物，或者清热泻火药服用的时间太长，都会损伤脾肾之阳气。如果阳气郁闭，郁久就会化热，其实这种情况是真寒假热。这会使患者脸上的痘痘颜色发青或者发紫，形成皮下硬结，不易化脓或者消散，脸部皮肤还会有痘印且不易消退，感觉全身疲劳，不想吃饭，手足比较怕冷，舌质淡暗，边有齿痕。因此，在治疗时应益气健脾、引热外出。

曾有一位女性朋友，脸上长痘痘，最严重的地方在下巴的位置，自己嫌难看，就用各种办法祛痘，没想到因为对化妆品过敏，导致皮肤变黑，痘痘变成了青色，皮肤颜色久久不能恢复正常，不但毁了容貌，而且再用药物治疗时效果不佳，使她出现了自卑和焦虑心理。

后来，她找到了我，我发现她除了面部发青、痘印发紫、脸上的皮肤凹凸不平外，还伴有手足冰凉、不想吃饭、睡眠欠佳、大便溏稀、月经淋漓不断的症状，经检查发现她患有轻度贫血。我给她用了沈氏女科健脾美肌饮调节，再结合其他综合治疗，半年后她的皮肤恢复了正常，痘印也很淡了，身体也恢复了活力，人也变得自信了。

我们讲五脏有火会导致脸上长痘，因此治疗痘痘时，我们需要全面调理身体，兼顾五脏。如果面部的痘痘发作得比较严重，就需要去正规医院就诊，避免贻误病情。

下面讲几种调理身体的方法，大家可以根据自己的情况选择使用。

3. 调理面部痘痘的小妙招

很多女性朋友为了祛痘用了各种方法和护肤品，但却没有效果，有的反而更严重了，这主要是因为身体内部没有调理好。所以，想要从根本上取得"战痘"胜利，避免痘痘复发，我们需要用中药及综合的方法进行调理。

3.1 荷叶苦丁茶

我推荐的第一个方法，叫荷叶苦丁茶。

取适量的蒲公英叶、荷叶和小叶苦丁，按照 2:1:1 的比例配比，做成茶包，每天泡水代茶饮。

荷叶：味苦，入心、肝、脾经，具有清暑利湿、升发清阳、止渴止血、散瘀除烦等功效。《本草纲目》中记载荷叶能"生发元气，裨助脾胃，涩精浊，散瘀血，消水肿痈肿，发痘疮"。

蒲公英叶：性寒，味苦，能够清热解毒、消肿散结、利尿通淋，《医林纂要》记载它可以"补脾和胃，泻火"。

小叶苦丁：性大寒，具有清热解毒、清肝明目、润肺益喉的功效，是一种纯天然健康饮品。

本茶饮适合体内有火的朋友，有助于清降内火，祛除面部的痘痘。需要注意，脾胃虚寒、腹痛腹泻者不要服用。

3.2 银花绿豆茶

我推荐的第二个方法叫作银花绿豆茶。需要准备金银花 5 克，绿豆沙 20 克，柠檬皮 10 克、蜂蜜少许。先将金银花放入水中煮沸，去渣，然后将柠檬皮榨汁，把绿豆沙和柠檬汁放入金银花水中搅拌，再放少量蜂蜜，代茶饮。

金银花：性凉，自古以来被誉为清热解毒的良药，能够治疗脏腑之间的湿和瘀热。

绿豆：性凉，味甘，能够消暑止渴，由于它有利尿下气的功效，能起到排出体内毒素的作用，对热肿、热渴、热痢、痘痘化脓等也有一定的疗效。

所以，体内有湿热，前额、面颊及鼻子长痘痘的女性朋友，经常喝这道茶饮，能够清热解毒，祛痘火，使面部肌肤光洁。

本茶饮同荷叶苦丁茶相同，不适合脾胃虚寒、腹痛腹泻者。

3.3 沈氏女科健脾美肌饮

沈氏女科健脾美肌饮是我融合了沈氏女科 600 多年的临床经验，以及自己 30 多年的临床实践改良而成的，它由四种药物组成。分别是红景天、白扁豆、仙鹤草、灵芝各 10 克，本方有益气健脾、美肤和胃的作用，尤其适合下巴部位长痘痘的女性朋友，同时为了美白肌肤，可以在此基础上添加紫草 10 克，一起煮水，开锅后再煮 20 分钟。

红景天：能益气化瘀、通脉止痛。现代药理研究发现它有治疗心血管疾病、抗疲劳、抗缺氧、抗衰老、抗肿瘤及保护脏器的作用，能够促进局部的血液循环。

白扁豆：有暖脾胃、除湿热、止消渴、健脾化湿、补而不腻的功效。现代药理研究发现它有抗肿瘤、抗病毒、提高机体免疫力、美白肌肤的功效。

仙鹤草：也叫脱力草，有收敛止血、杀虫止痒的功效。现代研究发现它对大肠杆菌、绿脓杆菌均有抑制作用，对结膜炎也有消炎作用，并且对糖尿病、心律失常等都有很好的效果。

灵芝：也叫仙草，是我临床上常用的药物。它有滋补强壮、扶正固本、保肝解毒的功效。现代药理研究发现：它含有多种氨基酸及微量元素，具有止痛、镇静、增加血液中氧气的供给量、活化细胞代谢的功能。

紫草：有解毒祛斑、清热消肿、凉血活血的作用。现代药理研究发现它对金黄色葡萄球菌、大肠杆菌有抑制作用，而且有显著抗真菌及消炎作用，对特异性过敏反应也有抑制作用。对面部的痤疮有非常好的疗效。

本茶饮对脾肾两虚，或者肾阳亏虚，痘痘久瘀面部、颜色紫暗、硬结不散者效果较佳。需要注意，脾胃热盛、牙龈肿痛、大便干燥者不要服用。

3.4 外治法——按揉解溪穴

我们的脚上还暗藏着一个祛痘穴位，它就是解溪穴，是胃经上重要的经穴，它能够消散足阳明胃经的热气和火气，对面部由胃火炽盛所致的痘痘有调节作用。所以我推荐的第四个方法，就是按揉解溪穴。

解溪穴位于脚背和小腿交界的横纹中间凹陷处，我们可以用大拇指的指腹，有节奏地按压大概100下，以产生酸、胀、痛感为宜，再屈伸踝关节，加强指压的感觉，然后用揉法进行放松，左右两侧交替进行，每次10～15分钟，每日1～2次。

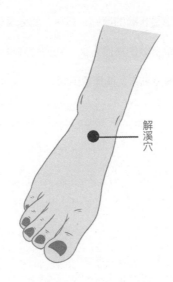

解溪穴

对于体内湿热较盛的女性朋友，特别是痘痘色红、肿胀疼痛、鼻子及周围痘痘明显者，平时可以多吃一些清热祛湿的食物，例如薏苡仁、苦瓜、白扁豆、红小豆等，煮水或者煮粥喝，可以帮助身体祛湿解毒，使我们的面色如初、肌肤光泽。

前面提到的那位女孩在我的推荐下，每天喝荷叶苦丁茶，并且减少食用辛辣食物的频率，经常吃凉拌苦瓜，并定期按揉解溪穴。经过几个月的调理，前几天给我发脸部的特写照片，鼻头上的痘痘已经没有了，面部光洁美白，人也变得自信心十足。

– 结语 –

这节内容首先讲了体内五脏生火是我们脸上长痘的诱因；其次，脾气亏虚、阳气郁结也是长痘的原因；最后，我分享了三个调理身体的小方法，以及一个简单有效的祛湿方法，它们分别是荷叶苦丁茶、银花绿豆茶、沈氏女科健脾美肌饮、按揉解溪穴。

五 食疗健脾，身体健康

在中医理论中，胃是六腑之一，其主要作用就是接纳、消化食物，我们身体摄入的一切营养物质，都是靠胃研磨、腐熟后，通过脾的进一步消化和运化，供给五脏。在《黄帝内经》中就有这样的记载："五脏者，皆禀气于胃，胃者，五脏之本也。"

胃对于人体来说是一个非常重要的脏器，但是有句俗语叫作"十人九胃"，即十个中国人中就有九个人患有胃病。在与胃病相伴的日子里，我们食不知味，夜不能寐，反酸、烧心、嗳气等症状常伴。

对于女性朋友来说，患了胃病还会让面色变得蜡黄、身体消瘦或肥胖、脸上长痘痘，非常影响我们的颜值。所以，只有把胃"伺候"好了，才会活得更舒服，中医把胃病称作脾胃病，所以在治疗胃病时，讲究脾胃同治，甚至治胃还需先健脾。

1. 为什么养胃要先健脾

我曾遇到一位消化不良的女患者，她平时吃东西有个坏毛病：喜欢狼吞虎咽，用很短的时间就把饭给吃完了。她来找我诊疗的时候，消化不良的症状已经比较严重了，脸色蜡黄，并且上面还有一些青色的斑点。

见到我后，她就抱怨说："大夫，我最近也没吃多少东西，但老是打嗝，吃一点就觉得肚子胀、难受。现在我不敢吃东西了，可是不吃又觉得饿得慌。我也吃了一些健胃消食的药物，虽然有些缓解，但是老犯这毛病，太影响食欲了。"

这是因为长时间保持不良的饮食习惯，久而久之，就会耗伤脾胃，脾胃的运化腐熟功能受到影响，就会引起消化不良。

对于"脾胃"一词，很多女性朋友都耳熟能详，但恐怕没有多少人了解脾胃的具体功能。中医所说的脾胃相当于西医所说的整个消化系统。其中的胃，中西医所指的大致一样，在西医眼中，胃是贮藏、消化食物的重要器官，而中医理论也认为胃为太仓，有受纳、腐熟水谷的功能，是水谷气血之海。

中医所说的"脾"与西医中的"脾脏"完全不同。西医认为脾脏是人体最大的免疫器官，而中医眼中的脾是与营养吸收功能相关的组织系统，它属于五脏之一，有运化水谷、输布精微和运行水液等功能。

脾和胃虽然是两个独立的器官，但它们的关系极为亲密。打个比方，胃就像个大粮仓，可以容纳各种食物，并负责初步加工，磨碎食物、腐熟水谷。脾就像个物流公司，主要负责运输，把消化吸收来的营养物质运送到全身，并参与水液代谢。由此可见，脾胃互为表里，唇齿相依。如果两者运行平稳，人体就能维持正常的运转，一旦两者之间运行失调，就会出现脾胃不和，导致疾病的出现。

明代医书《明医指掌》中有这样的记载："脾不和，则食不化；胃不和，则不思食；脾胃不和，则不思而且不化。或吐或泻，或胀满，或吞酸，或嗳气，或恶心。"

脾主升清，这也就意味着，脾在食物的运化、传输、吸收等方面具备主导地位。而胃病患者通常会呈现出"脾虚"的症状，比如上腹部不适、饱胀、食欲下降、嗳气、反酸等。所以，按照中医辨证论治的方法，想要治疗胃病，首先就要健脾益气，其中通过食疗来健脾胃，往往能起到意想不到的疗效。

2. 为什么推荐食疗健脾胃

食疗，顾名思义，即食物疗法或饮食疗法。中医历来主张药补不如食补，因为食补以缓中取胜，往往能起到药物起不到的作用。孙思邈在其著作《千金要方·食治篇》中就倡导"食能排邪而安脏腑，悦神爽志，以资血气""夫为医者，当需先洞晓病源。知其所犯，以食治之，食疗不愈，然后命药"。

为什么说食疗健脾胃是最直接有效的途径呢？虽然药物的治疗能起到一定的作用，但是药物也需要通过脾胃才能分解，被机体吸收之后，才能发挥药性作用，所以吃药进一步加重了脾胃的负担，有可能进一步引起脾胃的损伤。特别是现在的药物有胶囊、片剂等多种样式，大多数都是坚硬或难以通过胃蠕动消化的，在胃部腐熟的时候会刺激胃黏膜，产生令人不适的症状，有些胃病患者不用药还好，一用药就会觉得胃疼。

我曾遇到一位患者，她是一位上了岁数的大妈。在患病之前，她出去旅游了一次，由于岁数大了，再加上旅途的劳累奔波，所以没有休息好。

旅游回来以后，她老是觉得气短乏力，胃部隐隐作痛，还老是往上反酸水，大妈到医院做了胃镜检查，也没发现什么问题，排除肿瘤的可能。

先前的医师给这位大妈开了一周的中药，让她回去喝，没想到只过了两天，大妈就找到我了。原来，老大妈完全喝不进中药，一喝就有强烈的反应，喝了两次，每次都觉得腹部胀满不适，用手在腹部按摩一阵子，就将中药全都吐了出来。

我看了老大妈的中药方子，发现没有任何问题，于是我判断问题可能出在药物对老人胃部的刺激上。我当时就建议她把所有药都给停了，老大妈一听就犯难了，说道："韩大夫，我不吃药，病怎么能好啊？能不能换一种中药再试试？"

我和老大妈解释说："没有必要再折腾胃一次了，胃部本来就不舒服，被药物刺激了一次，所以才会有这么大的反应，其实对于脾胃虚弱，饮食是最好的药物。"老大妈听了我的话，半信半疑，我则一边给她把脉，一边制定饮食疗法。

首先，我让老大妈每顿的饮食不要太多，控制成平时量的百分之七八十。其次，早饭以容易消化的荞麦面包为主，中午和晚上以绿色蔬菜为主，中午搭配少量的荤菜。最后，平时可以吃一些山楂之类的小零食，睡前两小时之内禁止进食，即使肚子饿，也不要轻易地吃东西，因为在睡觉的时候，脾胃功能停息，才能更好地恢复。

通过一段时间的饮食调理，这位老大妈感觉不适症状好多了，因此也成为我的忠实"粉丝"，每次见到我，都会夸我教给她的饮食疗法有效。

分享这个例子，并不是想体现我的手法有多高明，主要是想强调脾胃病大多是由于饮食不规律、暴饮暴食、吃太多生冷的食物导致的，所以日常饮食调护尤为重要。

3. 几个健脾胃的食疗方

3.1 山楂蜜茶

我推荐的第一个方法是一个非常简单、有效的茶饮，叫山楂蜜茶。

需要准备鲜山楂 5 克，蜂蜜适量。先将鲜山楂研碎去籽，用开水冲泡果肉，15 分钟后，过滤取汁，最后依据个人口味，调入蜂蜜即可，每日 1 次，代茶饮，能够起到消食化积、强健脾胃的功效。

药食皆佳的山楂一直为人们所喜爱，其药用功效在诸多中医典籍中都有记载。《本草通玄》中记载山楂可以"消油垢之积,故幼科用之最宜"，《本草再新》中记载山楂能"治脾虚湿热，消食磨积，利大小便"。

山楂味酸甘，性微温，归属胃和肝经，具有和胃消食、健脾的功效，对于肉食和谷物造成的积食，有很好的疗效。我就向前文提到的那位消化不良的女患者推荐了这道茶饮，并让她配合按摩足三里，其功效在后文中会提到。要注意的是，胃酸多的人不要服用。

3.2 菖蒲花茶

我推荐的第二个方法还是一道茶饮，叫菖蒲花茶。

首先，准备石菖蒲 6 克,茉莉花 6 克,红茶 4 克,然后将它们放在一起，研成粗末、混匀，最后将混合茶末放入纱布袋中，每次 2 克，用沸水冲泡 10 分钟即可。

石菖蒲：具有健胃醒脾、开窍豁痰、醒神益智的功效。《神农本草经》称其"主风寒湿痹，咳逆上气，开心孔，补五脏，通九窍，明耳目，出音声。久服轻身，不忘，不迷惑，延年"。

茉莉花：可以消暑清热、化湿、健脾止泻、宁心除烦。

红茶：是经过发酵的茶类，经常喝能够保护胃黏膜，有养胃、护胃的效果。

将以上三者放在一起代茶饮，能够芳香化湿、醒脾健胃、宽胸理气，适用于治疗慢性胃炎、食欲不振、消化不良等。但是，有失眠症状的人不要在下午喝。

3.3 生菜海苔山药卷

我推荐的第三个方法，是一个非常美味的食疗方，叫生菜海苔山药卷。

具体做法：先要准备山药 200 克，生菜 100 克，海苔 10 克，胡萝卜和黄瓜各 100 克，豆腐乳适量。食材准备好以后，先将山药洗干净，去皮，放入蒸锅中，用大火蒸制 20 分钟，然后取出来放到一次性保鲜袋里，用擀面杖擀成泥，放到碗里备用。胡萝卜、黄瓜切成细条，吃的时候用生菜裹着山药泥、胡萝卜、黄瓜、海苔及适量豆腐乳即可。

山药：有健脾养胃的功效，因其含有淀粉酶、多酚氧化酶等物质，有利于脾胃消化吸收功能，是一味平补脾胃的药食两用之品。不论脾阳亏或胃阴虚，皆可食用。临床上常用于脾胃虚弱、食少体倦、泄泻等病证。

生菜：有养胃健脾、清肝利胆的功效。它的主要作用是补充人体所需的各种维生素、矿物质，具有镇静催眠、降低胆固醇、辅助治疗神经衰弱的作用。生菜富含膳食纤维，膳食纤维可以在肠道中吸收水分而膨胀，从而促进胃肠蠕动，改善因为食物过于精细而造成的便秘。

由此可见，自然的产物是最适合脾胃的补品，如草木虫鱼、瓜果菜蔬等都能够成为有益于脾胃的"本草"。除此之外，我们还可以学一些穴位按摩手法，来调理自己的脾胃。

4. 外治法——按摩足三里

前文提到，除了让那位消化不良的女患者平时喝山楂蜜茶，我还让她每天按摩足三里穴。

因足三里是足阳明胃经上很重要的一个穴位，在前面的篇章也有提及。它是一个强壮身心的大穴，具有调节机体免疫力、增强机体抵抗力、调理脾胃、补中益气、通经活络、疏风化湿、扶正祛邪的作用。

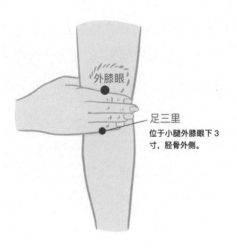

外膝眼

足三里
位于小腿外膝眼下3
寸，胫骨外侧。

"三里"意为"三理"，是指理上、理中、理下，因此足三里能够统治腹部上、中、下三部诸症。胃处于腹部的上部，胃胀、胃脘疼痛的时候就需"理上"，在按揉足三里时需往其上方使劲；脐周为腹部正中，当脐周出现不适，就需要"理中"，按揉时只需往内按即可；小腹在腹部的下部，如小腹病痛，就需按揉的同时往下方使劲，这叫"理下"。

足三里在小腿前外侧，当犊鼻下 3 寸，距胫骨前缘外一横指（中指），取穴时，由外膝眼向下量 4 横指，在腓骨与胫骨之间，由胫骨旁量 1 横指，该处即是本穴。

按摩时，用大拇指的指腹慢慢地按压，直到有酸、麻、胀、痛的感觉，然后逆时针的方向缓慢地按压，每按 30 秒松开，休息 10 秒左右，继续重复相同的动作。

为什么要逆时针按压呢？如果脾胃长时间地接受外在的刺激，必然形成一个虚损的状态，用逆时针的手法按压，可以补充脾胃的元气。

这位女患者回去以后，每天很认真地坚持食疗和按摩，一个多月后，她来复诊，非常高兴地告诉我她现在能够正常吃东西，肚子也不胀了，食欲好了很多。她十分感谢我教的办法，同时还分享给了身边与她有类似症状的朋友，他们使用以后也有很好的反馈。

  这节首先讲了为什么养胃要先健脾，其次说明了食疗健脾的重要性，最后分享了四个健脾的方法，分别是山楂蜜茶、菖蒲花茶和生菜海苔山药卷，以及按摩足三里穴的方法。

  需要注意的是，即使我们通过坚持食疗和穴位按摩，使症状消除了，胃病消失了，但是在以后的生活中，在饮食上也要多加注意，千万不要再把自己吃病了。

4

第四章

调妇科，
守护女性秘密花园

乳腺、卵巢、子宫都是女性身体的"后花园"。现代女性因为生活压力大和作息不规律等，大概率会遇到乳腺增生、卵巢早衰、痛经、宫寒等一系列妇科疾病。长期依靠药物调理，难免会产生副作用，来看看中医有什么食饮和按摩方面的好办法。

一 抓住这三点，让乳腺更健康

世界上最贵的房子，就是女人的乳房。对于女性朋友来说，乳房是一个非常重要的部位，它不仅让我们拥有自信和美丽，同时还承担着喂养后代的重任。

但是，乳房健康也存在诸多隐患，毫不夸张地说，不论是 20 岁还是 40 岁，哪个女性朋友的乳房没有点小毛病？尤其是当代都市女性普遍工作压力大、久坐时间长，很容易患上乳腺疾病，若长期放任不管，那么很可能就会患上乳腺癌这类疾病。

1. 乳房出现这三个问题，一定要重视

我行医已有 30 多年，在众多找我看病的患者中，有一个 20 多岁的年轻姑娘给我留下了深刻的印象。

一开始，她来找我诊疗是因为半年前无意中在乳房上摸到一个小包块，她以为是乳腺增生，一开始没有任何的不适症状，但是后来发现胸罩上带了点血。她曾听别人说过,乳头血性溢液有可能是乳腺癌的症状。

我摸摸她的乳房，感觉肿块虽然小但比较硬，边界不清楚。我给她开了乳房的彩超检查，结果居然疑似乳腺癌，需要做病理确诊。

后来，这个小姑娘转到乳腺科，病理诊断的结果就是乳腺癌，多亏发现得及时，通过手术治疗后，恢复效果非常好。后来，小姑娘带着妈妈前来感谢我，并经常来我这里开中药进行调理，现在和正常人没有什么两样，已经结婚生子了。这就是早发现、早治疗的好处。

乳房是女性朋友的第二性征之一，是我们引以为傲的资本，但它也很脆弱，稍不注意就会受到伤害，尤其是各种乳腺疾病，这甚至成了很多女性朋友的噩梦。

经过观察，我发现来医院就诊的女性朋友对于乳腺方面的疾病主诉最多的就是乳房疼痛、乳房肿块或乳头溢液，这几乎是女性乳腺疾病中最常见的症状，接下来就来具体讲一下。

2. 什么是乳房疼痛

首先来说乳房疼痛，一提到月经，有些女性朋友可能会脸色大变，因为不仅痛经让人疼痛不已，乳房疼痛更是一种让女性朋友在月经期间想要敬而远之的疼痛。

乳房疼痛大多发生在每次月经来潮之前，表现为乳房胀痛、刺痛或者烧灼痛等，轻者有隐隐的胀痛感，严重者则会双侧乳房疼痛到不敢碰。

有些女性朋友一出现乳房疼痛，就会精神紧张，害怕自己得了乳腺癌。其实，大家不用过于担心，有些乳房胀痛属于正常的生理现象。根据临床调查，有三分之二左右的女性朋友在月经来潮前，都会出现双乳胀痛或不适感，月经来潮后，疼痛就会缓解或消失。

从中医的角度来看，女性朋友之所以会出现乳房胀痛，与情绪密切相关。中医认为，乳房是肝经所经过的部位，肝的特点之一就是喜舒畅和调达。如果整天心情不舒畅，就会导致肝气郁滞、肝经阻滞、血行不畅，则会出现乳房胀痛。所以，平时多休息，保持心情愉悦，再加上食疗调理，能够有效地减轻乳房疼痛。

3. 什么是乳房肿块

有些女性朋友在平时自查乳腺时，会摸到乳房里有肿块，因此十分担心。其实，多数的乳房肿块是良性增生、纤维瘤或脂肪瘤，只有少部分是恶性肿瘤引起的，这类肿块有质地硬、肿块深、边界不清楚的特征。

从中医的角度来看，乳房中的肿块也是由肝气郁结导致的。有些女性朋友脾气很大，经常发火，就会导致肝气不能正常疏泄，在乳房上形成"气结"，就是我们所说的肿块。因此，防治乳房肿块最重要的一点，还是疏肝理气。

4. 什么是乳头溢液

乳头溢液分为两种：生理性溢液和病理性溢液。如生理期、哺乳期、性生活前后出现少量的生理性溢液属于正常的生理现象，是由体内激素水平的变化所引起的。但是，如果乳头出现血性溢液，我们就要提高警惕，应立即就医检查，这很有可能就是早期乳腺癌的表现。

现在乳腺癌的发生年龄呈年轻化趋势，给女性朋友造成了很大的危害。值得庆幸的是，乳腺方面的疾病有一个特点，那就是早发现、早治疗能够取得很好的疗效，即使是乳腺癌，也不会像其他恶性肿瘤那样，发现后就相当于判了死刑，乳腺癌如果发现得及时，早期通过手术治疗，完全可以恢复正常。

以上就是三种常见的乳腺方面的症状，这三种症状对于女性朋友来说是非常重要的，因为它们是帮助我们发现乳房疾病的重要指标。

5. 乳腺自查三法

在生活中，我们要怎么做才能快速发现乳房疾病呢？非常简单，因为乳房不像其他脏器那样，被肌肉和骨骼包裹着，所以只要掌握乳腺自查三法，就能轻易地发现问题，下面就具体介绍一下。

首先是看。在明亮的灯光下，脱掉上衣，面对镜子，双手下垂，观察两侧乳房的大小是否对称，乳房的轮廓和颜色有没有改变，是否有不正常突起，乳晕周围是否有不正常小结节及小酒窝，乳头有没有回缩，有没有分泌物、渗血，腋下有没有包块或淋巴结肿大等。

其次是触。用右手触摸左侧的乳房，四指并拢，手指微弯，从外下方开始，用指腹轻轻地触按，然后沿着乳头外缘，按照逆时针的方向，外下方、内下方、内上方、外上方的顺序触摸，检查至腋窝。注意不要遗漏任何部分，可以循环多按几次，感觉乳房是否有肿块，腋窝有无淋巴结肿大等。右侧乳房则用左手，按照同样的方法检查。

最后是挤。用食指、中指和拇指轻轻地提起乳头，然后轻轻挤压一下，健康的乳头没有液体出现。如果出现分泌物，要观察分泌物的颜色，如果混浊有血色，可能预示恶性肿瘤，一定要去正规医院做进一步检查。需要注意的是，挤压力度不宜过大，因为外伤也可以引起乳头溢血。

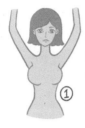
1. 面对镜子，仔细观察乳房的形状，表面的肤色，有无凹陷，乳头有无分泌物。

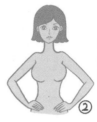
2. 双手叉腰再抬起，分别再查看一次上面的内容。

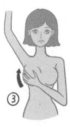
3. 涂好沐浴乳，然后张开五指，用指腹掂掂乳房，检查是否有肿块。

4. 并拢除拇指外的其他四指，在乳房上滑动，以画圈的方式或先从内侧滑动至外侧，再从外侧滑动至内侧。如果滑动被卡住，则可能有肿块。
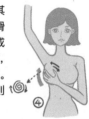

乳腺检查方法示例图

对于月经正常的女性朋友，月经干净后的第 3～7 天是乳腺自查的最佳时间，因为这时的雌激素对乳腺的影响最小，乳腺处于相对静止状态，容易发现病变。月经喜欢拖尾的女性朋友，建议在月经来的第 7～11 天进行自查。

6. 几个调理乳腺问题的方法

乳腺方面的保养应该宜早不宜迟，这里介绍几个小妙方。

6.1 橘核花茶

第一个方法是一道茶饮，叫橘核花茶。

具体做法：取橘核 3 克，橘络 1 克，橘叶 3 克，玫瑰花 3 克，放入保温杯中，用开水冲泡，每天代茶饮。

女性朋友们可能想不到，平时被弃之不食的橘核、橘络和橘叶，其实是乳房保健的良药。

橘核：具有理气、止痛的功效。

橘络：又名橘丝、橘筋，能够行气通络。

橘叶：能够行气、解郁、散结。在古代药学著作《本草汇言》中记载："橘叶，疏肝散逆气，定胁痛之药也。"

玫瑰花：能够疏肝解郁、行气活血。

因此，如果女性朋友在月经期间伴有乳房疼痛，或者有良性乳房肿块，可以经常喝这道茶饮，能够使疼痛减轻甚至消失。

但是要提醒大家，这道茶饮不适合脾胃虚寒和腹泻者服用。

6.2 陈皮三七饮

我推荐的第二个方法叫作陈皮三七饮。

具体做法：取陈皮 5 克，三七粉 3 克，用开水冲泡陈皮，等放温后再用陈皮水冲泡三七粉，代茶饮。

陈皮：既有健脾燥湿之功，更有理气散结之效，需要注意的是，我们在家晒干的橘子皮，只能算是陈皮的原材料，那些能够入药的陈皮，需要将鲜橘子皮洗净风干后，再保存放置一年以上。

三七：性温，是一味非常好的中药材，有"北人参，南三七"的说法。三七粉是用三七主根磨成的粉，具有养血止血、散瘀定痛的功效。

经常喝这道茶饮，可以疏理肝气、通络散结、疏通乳腺，缓解因肝气郁结引起的乳房肿块。需要注意，孕妇和月经量多的女性朋友不宜喝这道茶饮。

6.3 青橘粥

我推荐的第三个方法是一个食疗方，叫作青橘粥。

具体做法：取粳米、薏苡仁各50克，青橘皮适量，先将青橘皮放入砂锅中煎汤，然后将汤去杂质，放入锅中，和粳米、薏苡仁一起用旺火煮沸，再转用文火煮，煮至米烂熟成粥放入红糖，搅拌均匀后即可食用。

这道食疗方具有疏肝消积、散结止痛的作用，对于缓解乳腺疼痛、乳房肿块有一定的作用。要注意，脾胃虚寒、气短乏力者不要服用。

6.4 外治法——按摩天溪穴

天溪穴属足太阴脾经腧穴，位于乳房外侧凹陷处，横平乳头旁开2寸，按摩天溪穴能够宽胸理气、止咳通乳，对各类乳腺疾患均有一定的预防作用，还能够促使乳腺发达，让胸部不易下垂。

按摩时，将拇指放在天溪穴上，其余四指放在乳房的下方，从外往内按揉，做环状运动，左右两侧同时缓缓地、轻轻地按压，连续按摩10 ～ 15次即可。睡前或者沐浴前后按压效果更佳。

6.5 外治法——乳腺局部按摩

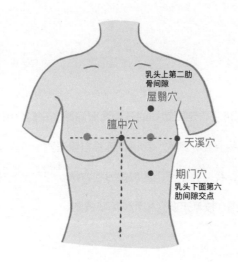

乳房周围穴位比较多，尤其是膻中、屋翳和期门这三个穴位是五脏经气所过之处，对它们进行轻轻地按摩，能够使五脏经气更加疏通，从而缓解乳房胀痛。所以，我推荐的第五个方法就是乳腺局部按摩。

按摩部位可以参照西医体格检查，以乳头为中心，进行十字切割，将乳房分为四个象限，乳腺按摩也是围绕这四个象限展开的。我们可以用双手的四指，轻轻地按压在乳房的外上象限上，以无触痛为宜，然后按照外上、外下、内下、内上的顺序，双手轻轻地做画圈运动。

运动的频率不要太快，以每分钟20圈为宜，每次按摩5 ～ 8分钟，以皮肤出现轻微的红晕为佳，有助于疏通阻塞的乳腺，减轻肿胀。

最后，还要提醒各位女性朋友，除了养成良好的生活习惯及进行乳腺自查和调理，从 20 岁开始，女性朋友应该每年做一次乳腺彩超检查；从 40 岁开始，每年还需要增加一次钼靶筛查，从而做到早发现、早诊断、早治疗。

- 结语 -

这节首先讲了一定要重视的三个乳房问题，它们分别是乳房疼痛、乳房肿块和乳头溢乳。其次，我讲了乳腺自查三法，分别是一看、二触和三挤。最后，我推荐了五个乳房保养的方法，分别是橘核花茶、陈皮三七饮、青橘粥、按摩天溪穴和乳腺局部按摩。

二 调理乳腺增生的基本思路

对于女性朋友来说，健康、坚挺的乳房不仅让我们充满魅力，更代表着我们的健康。但是，乳房又是一个容易受伤的器官，经常会受到一些乳腺疾病的侵扰。比如，我身边一些女性朋友常会在月经期出现乳房胀痛的问题，严重的话，甚至连走路都会引起疼痛。

在各类乳腺疾病当中，乳腺增生的发病率高居首位，约 80% 的女性都有过乳腺增生的困扰，最近更是呈逐年上升的趋势，发病年龄也越来越低龄化，让女性朋友们困扰不已。

1. 何谓乳腺增生

乳腺增生是一种非炎性、非肿瘤的良性增生性疾病，在临床表现上，以单侧或双侧乳房胀痛、乳房肿块为主要特征，并且伴有月经失调、情绪的改变等。那么，导致乳腺增生的原因有哪些呢？

2. 乳腺增生产生的原因

上一节也讲到，中医认为乳腺疾病与"肝"的关系密切，这里所说的"肝"，并不是西医所指的肝脏，而是指的一条经络，也就是肝经。

肝经的循行部位，从双脚开始，到大腿的内侧，环绕阴器，上达小腹，到肝胆部位，乳房处，再上行至喉咙，到双眼周围，然后到头部，一直到巅顶，即头顶。

肝主疏泄，全身的气血通畅都依赖于肝的疏泄功能。但是，和古人相比，如今的生活节奏快，女性朋友的工作压力大，还要兼顾家庭，整天劳心劳神，久而久之，就会产生很多不良情绪，比如郁闷、焦虑、生气等，如果不能及时缓解，就会导致肝气郁结，一旦肝经受阻，其经过的部位就会形成结块，导致乳腺增生。

除此之外，沈氏女科的第 19 代传人、我的老师沈绍功教授还认为，乳腺增生的形成还与冲任失调、痰瘀互结有关。

在我们身上有冲脉和任脉，它们属于奇经八脉，冲任二脉是气血之海，向上形成乳汁，向下形成月经，关系着女性朋友的"经、带、胎、产、乳"这一系列生理过程。

冲任二脉与肾、肝和脾的关系密切，肾主藏精，并且是天癸之源。在《素问·上古天真论》中对"天癸"这个词有这样的记载："二七而天癸至，任脉通，太冲脉盛，月事以时下。"对于天癸的理解，有的认为是精气，有的认为是真阴，我认为它主要属于性激素一类物质，肾气充足，天癸就会充盈，才会"任脉通，太冲脉盛"。一旦肾气不足，冲任二脉亏虚，向下不能充盈子宫，向上不能产生乳汁，使子宫和乳房产生疾病。

而肝的疏泄功能失常，脾运化水湿的功能受损，聚湿生痰，也会导致冲任失调，血脉凝滞，久而不散，就会导致结块产生，出现乳腺增生。

3. 乳腺增生和乳腺癌的区别

那么，患有乳腺增生的女性朋友又该如何进行调理呢？在推荐调理方法之前，先来讲一讲乳腺增生和乳腺癌之间的关系。在临床上，我发现大部分年轻女性，在检查出乳腺增生以后，就会变得紧张、焦虑，害怕自己得乳腺癌，这种焦虑，会进一步加重乳腺疼痛或导致出现其他症状，反而加重了病情。

我曾碰到过一位年轻的女患者，当时才 25 岁，刚结婚不久，因为乳房疼痛来找我就诊。当时我用手触诊，感觉就是乳腺增生，并且让她做了乳房的 B 超，也显示为乳腺增生。

得知自己患有乳腺增生后，她马上就变得忧心忡忡，我就劝慰她道："不用太担心，这是个良性增生，不是恶性肿瘤。"

但是，这位女患者还是很害怕，强烈要求手术治疗。我建议她没到必要的情况，可以暂时不切除，注意观察乳腺变化就可以，况且她刚结婚，没有生育孩子，手术后有可能影响哺乳。我给她开了一些消肿散结的中成药，让她拿回去服用。

没想到过了一年，这位女患者又因为产后无乳，来找我诊疗。原来，上次诊疗以后，她依然害怕乳腺增生会发展成乳腺癌，每天都生活在恐惧中，后来实在受不了，就到其他医院将增生的肿块切除了，现在出现了产后无乳的后遗症。我看了一眼她左侧乳房上的刀疤，虽然采用的是皮内缝合方式，但还是会影响美观。

其实，乳腺增生和乳腺癌之间并没有直接的联系，两者也不会互相转换。有的时候，有些轻微者都没有感受到乳腺增生的症状，通常一些情绪起伏较大，或者受到重大精神刺激的女性，可能会感受到乳房的疼痛，以及触摸时会感觉到乳房下有肿块。

教大家一个鉴别乳腺增生和乳腺癌的方法，大家可以按照上节我分享的，乳腺自查三法中的触法，来触摸自己的乳房。如果两侧乳房发现多个大小不等、界限不清的结节，可被推动，具有周期性发作的特点，并且与月经或者其他因素密切相关，这基本上就是乳腺增生。

如果触摸到的肿块为单发结节，边缘不规则，并且质地较硬，常与皮肤粘连，这很可能是乳腺癌，需要进一步到医院确诊。

乳腺增生以辅助治疗为主，只要症状没有严重到影响正常生活，一般不用特意关注，随着时间的推移，症状会逐渐减轻。只有当出现和乳腺癌难以区分的肿块时，才需要进行手术切除。很多女性朋友因为对于乳腺癌的恐惧，在发现自己有乳腺增生以后，害怕增生转变为癌，都会强烈要求尽早地做手术，其实完全没有必要，因为手术毕竟是有创的，会对乳房的正常生理结构造成损害，影响哺育幼儿的正常功能，也影响美观。另外，即使手术切除后，乳腺增生还会复发。

所以，患有乳腺增生的女性朋友不必太过紧张，做好日常调理，同样可以减缓增生症状，甚至让其消失。

4. 调理乳腺增生的方法

根据乳腺增生的形成原因，我认为疏肝理气、化痰散结是调理关键，下面推荐几个小方法。

4.1 舒肝解郁茶

第一个方法是一道茶饮，名叫舒肝解郁茶。需要准备薄荷3克，佛手5克，白梅花3克，放入保温杯中，用沸水冲泡，加盖闷5～8分钟，然后加入少量冰糖，就可以饮用了。

薄荷：具有疏散风热、利咽透疹、疏肝解郁、清利头目的功效，药用记载最早见于《唐本草》，在古籍《本草新编》中也有"薄荷不特善解风邪，尤善解忧郁"的记录。

佛手：具有理气化痰、止呕消胀、舒肝健脾的功效。它的气味芳香，新鲜的佛手气味沁人心脾，放在房间可以缓解紧张的情绪，让人忘记烦恼。

白梅花：具有疏肝理气、健脾和胃、醒脑明目的功效。

这道茶的功效是舒肝解郁、理气和胃、调畅气机、疏通肝经，对于肝气郁结引起的胸胁胀痛、心情抑郁、乳腺增生效果较佳，久服让人心情愉悦，忘记烦恼。这道茶每天都可以服用，可以连服一个月，用新鲜的食材效果更佳，剂量要增配。但是脾胃虚寒、手足冰凉者不能服用。

4.2 参杞金橘茶

我推荐的第二个方法也是一道茶饮，叫作参杞金橘茶。需要准备枸杞子10粒，西洋参片6片，小金橘5个，将它们放入保温杯中，用沸水冲泡10分钟，即可代茶饮，泡2～3次后，还可以把里面的食材吃了。

枸杞子：中医古籍《本草经疏》中对枸杞子的功效有很全面的描述，

其中说"枸杞子味甘平，其气微寒，润而滋补，兼能退热，而专于补肾润肺，生津益气，为肝肾真阴不足，劳乏内热补益之要药"。

西洋参：味甘、微苦，性凉，具有补气养阴、清火除烦、养胃生津的功效，是一种补而不燥、男女老少皆宜的补品。

金橘：一种很常见的水果，能够理气解郁、化痰止咳，可以缓解胸闷郁结之症。

经常喝这道茶饮，能够补肝肾之阴、疏肝理气、缓解紧张情绪，对肝肾阴虚、肝气郁结引起的乳腺增生，伴有口舌干燥、气短乏力、五心烦热症状的调理作用较佳。这个茶两天喝一次，若有上火症状应停服。口舌生疮、脾胃湿热、消化不良者不要服用。

4.3 沈氏女科消结饮

我推荐的第三个方法叫沈氏女科消结饮，具体做法是取山慈菇、浙贝母、赤芍、夏枯草各5克，用清水浸泡半小时后，开锅再煮20分钟就可饮用了。

山慈菇：也叫毛慈菇，有清热解毒、消痈散结、化痰解郁的功效。现代药理研究表明它有抗肿瘤、降糖及镇痉的效果，它散结消肿的作用比较强，但有小毒，会造成胃肠不适、腹痛等症状，和其他药物配合使用会减轻毒性，连续服用不要超过一个月。

浙贝母：具有清热化痰、散结解毒的功效。现代研究表明浙贝母有诱导癌细胞凋亡的作用，还可以软化缩小肿瘤，改善患者心烦易怒、胸痛等症状。

赤芍：能清热凉血、活血止痛。现代药理研究发现它能改善微循环，对高黏血症有一定的调理作用。

夏枯草：性寒，入肝、胆经，具有解郁散结、消肿解毒、清肝泻火的功效。现代药理研究发现它对恶性肿瘤、乳腺增生、甲状腺结节及泌尿系统结石都有调节作用。

这个饮品每周可以喝2～3次，建议饭后半小时服用。它能够清肝泻火、活血化瘀、散结消肿，并且对于痰瘀互结、舌质紫黯、舌苔厚腻的乳腺增生者治疗效果非常好，对其他部位的结节和肿块也有调理作用。

肝肾功能异常、胃肠功能虚弱及虚寒者不要服用。

4.4 外治法——点揉膻中穴

除食疗以外，穴位按摩对缓解乳腺增生也有效果，第四个方法就推荐一个穴位按摩法：点揉膻中穴。

膻中穴为任脉要穴，为八会穴之气会，《黄帝内经》中提到"膻中者，为气之海"，因此本穴能够调节全身气机，同时本穴也是心包的募穴，不仅为心包经的经气聚集之处，还是任脉、足太阴、足少阴、手太阴、手少阴经的交会穴，更是宗气聚会之处，所以经常按摩膻中穴能够理气活血通络、止咳平喘、舒畅心胸，除了对乳腺增生有很好的缓解作用，还能够健美胸部，缓解心脏不适等。

本穴位于两乳之间（具体参见上一节穴位图），按摩时身体放松，自然呼吸，用拇指的指腹点揉穴位，可顺时针和逆时针交替点揉，点揉的力度要适中，以出现酸痛感为最佳。每天早晚各按摩1次，每次点揉3～5

分钟即可。可以使用按摩棒、刮痧板帮助我们进行点揉。

以上就是针对乳腺增生的 4 个调理妙方。另外，《本草纲目》中记载海带可"治水病瘿瘤"，水病即水肿病，瘿瘤即甲状腺肿瘤，有化痰、散结功能。所以在喝粥的时候，配上一盘凉拌海带，对乳腺增生有更好的调节作用。乳房，作为优雅女性的"突出"标志，需要我们在日常好好爱护。

- 结语 -

这节首先讲了什么是乳腺增生，以及它形成的原因。其次，我讲了乳腺增生和乳腺癌之间并没有实质的联系。最后，我分享了四个缓解乳腺增生的方法，分别是舒肝解郁茶、参杞金橘茶、沈氏女科消结饮和点揉膻中穴。

三 怎样远离乳腺炎

如果您有过哺乳经历，那么乳腺炎对您来说可能并不陌生。有30%～40%的女性在哺乳期都遭遇过急性乳腺炎。乳腺炎的发作，让我们女性痛苦不已，一边是嗷嗷待哺的孩子，一边是疼痛的乳房。如果乳腺炎没有得到及时根治，就有可能会导致乳腺结节、乳腺癌的发生。除了产妇，乳腺炎也会出现在普通女性身上，只是相较于哺乳期女性发病可能性较低，主要可能与细菌感染、吸烟史、乳头内陷等因素有关。

1. 乳腺炎产生的原因

一位二胎母亲生产后不到两个月，就面带忧愁地来找我诊疗。经过交谈得知，她生完孩子以后，虽然不用干家务，但是每天晚上她要哄三岁的大宝和刚生的二宝睡觉，折腾到 10 点多才能休息。晚上二宝总是夜醒，哭闹不停，大宝被吵醒以后，也会哭闹，夜间她还要定时给二宝喂奶，因此弄得她昼夜颠倒、身心疲惫。

最近一段时间，她感觉浑身酸痛、乳房胀痛，喂奶的时候乳头也很疼，这让她对母乳喂养产生了抗拒心理。我让她掀开内衣，发现她乳房周围的皮肤颜色还好，又进行触诊，明显能摸到小肿块，询问她是不是有时还出现发烧、没劲等类似感冒的情况，得到肯定的回答后，我安慰她这是典型的哺乳期乳腺炎，通过按摩和食疗就能够缓解。听了我的话，这位二胎妈妈终于露出了笑容。

急性乳腺炎属于中医"乳痈"的范畴，主要特征为乳房红肿疼痛，乳汁排出不畅。根据发病时期的不同，乳痈分为三种：发生在怀孕期间的叫内吹乳痈，发生在哺乳期的叫外吹乳痈，在非哺乳期和非怀孕期发生的称为非哺乳期乳痈。

我在临床上遇到的乳腺炎患者，大多是处于哺乳期的女性，并以初产妇最为多见，一般会在产后一个月左右发病。那么，引发乳腺炎的原因是什么呢？

元代著名医家朱丹溪有明确的论断，他在《丹溪心法》中曾说："乳房阳明所经，乳头厥阴所属。乳子之母，不知调养，怒忿所逆，郁闷所遏，浓味所酿，以致厥阴之气不行，故窍不得通而汁不得出；阳明之血沸腾，故热甚而化脓。"

哺乳期乳腺炎和饮食不节、情志不畅有关。很多产妇在生产后，会在家人的安排下大补特补，比如顿顿喝大骨头汤、一顿吃两三个猪蹄，但是乳房属足阳明胃经，过多食用荤腥肥厚的食物，就会导致胃热熏蒸。湿热浊气堵塞在乳房，就会引发乳腺炎。

肝主疏泄，而乳头属足厥阴肝经，如果女性朋友在哺乳期心情不好，就会导致肝气滞郁，乳汁不通，排不出去，最终瘀积在乳房中，导致乳房胀痛。

除此之外，女性朋友在生产时几乎会耗尽全身气血，生产后又要熬夜照顾宝宝，所以抵抗力就会下降，很容易受到毒邪的侵扰。一旦乳头被宝宝咬破，毒邪内侵，就会导致经络不通、乳汁瘀积、乳头阻塞，最终发展为乳腺炎。

2. 乳腺炎发展的三个阶段

其实，乳腺炎在不同阶段会呈现出不同的特点，尽早发现就可以尽早治疗。

乳腺炎初始阶段，乳头会干燥、破裂，哺乳的时候，乳头会感觉像针扎一样疼痛，并且乳汁开始减少，甚至孩子会吸不出奶水。持续几天以后，有些产妇的乳房会出现肿块，并且按压时会疼痛难忍。在初始阶段，大部分产妇的全身症状不明显，有些产妇会伴有恶寒发热、胸闷头痛、烦躁、容易发脾气、食欲不振等症状。

如果在乳腺炎初始阶段放任不管，任其发展，就会转为成脓阶段。这时，乳房内的肿块会逐渐增大，局部会出现搏动性疼痛，甚至会出现持续性剧烈疼痛，疼痛部位的皮肤也开始变红，摸上去会有灼热感，有时脓液甚至会从乳头流出，同侧腋窝的淋巴结也会肿大、有压痛感，并且出现明显的发热、怕冷等症状。

成脓之后，有些女性朋友乳房上的脓肿会自动破溃，流出脓来，这时乳房局部的肿胀、疼痛感减少，不适症状也会逐渐消失，经过换药，一个月左右，创口就会逐渐愈合。但如果脓肿不能自行破溃，为了防止转成慢性乳腺炎，就需要到医院把脓肿切开引流。这时不仅产妇本人痛苦，而且因为不能继续哺乳，看着哭闹不止的孩子，而心生内疚感，这更会影响产妇心情，导致病情反复发作。

另外，非哺乳期的女性因为过食辛辣，或者乳腺疾病术后没有好好休息，或者吃鱼虾、羊肉、狗肉等发物，也会导致伤口不易愈合，甚至溃破化脓成为乳腺炎。

中医讲究"治未病"，所以防治是中医很重要的一个理念，乳腺炎也应该以预防为主，或者在初始阶段进行积极的调理和治疗。

3. 防治乳腺炎的小方法

需要注意的是，这些方法只适合预防乳腺炎，或者治疗症状较轻的患者。如果病情严重，比如脓肿需要切开引流，就要及时就医进行处理，否则后患无穷，切勿延误病情。

3.1 蒲公英茶

我推荐的第一个方法是一道茶饮，叫作蒲公英茶。做法很简单，取新鲜的蒲公英 30 克，洗干净后用清水煮，开锅后煮 15 分钟，放温后即可饮用。

蒲公英：又名婆婆丁，具有清热解毒、消肿止痛、利尿通淋的功效。新鲜的蒲公英效果更佳。现代药理研究发现它有抗病原微生物、抗炎、抗菌、保护肝胆、抗氧化的作用。生产后和乳腺炎初始阶段的女性非常适合喝这道茶饮，我把这道茶饮推荐给了那位二胎妈妈，效果非常不错。

除了煮茶饮，还可以把新鲜的蒲公英捣烂与新鲜的芦荟外敷在红肿的地方，15 ~ 20 分钟后去掉，将皮肤清洗干净。每天内服和外敷 1 ~ 2 次，红肿消退后停用。

脾胃虚寒、腹泻及乳腺炎久治不愈、乳腺炎严重者不要服用。

3.2 丝瓜络玉米羹

我推荐的第二个方法是一道食疗方，叫作丝瓜络玉米羹。准备新鲜的玉米 1 个，鸡蛋 1 个，丝瓜络 50 克，淀粉适量。食材准备好以后，把丝瓜络和玉米洗净后一起放入锅中。加水熬一个小时左右，在起锅之前加入蛋液、水淀粉，调匀以后即可食用，每周吃两次。

丝瓜络：归胃、肺、肝三经，《本草纲目》中记载丝瓜"老则筋丝罗织，故有丝罗之名"。入药用其筋络，所以称为丝瓜络，有通经活络、活血下乳的功效，常用于女子经闭、乳汁不通等症状，对乳腺疾病也有很好的预防作用。

玉米：粗粮中的保健佳品，是全世界公认的黄金作物，能够益肺宁心、健脾开胃、利水通淋，调节内分泌和新陈代谢，消除体内毒素，可防治乳腺疾病。

玉米和丝瓜络搭配在一起食用，有凉血解毒、通经活络、行气散结的功效，从而消除乳房疼痛和缩小肿块。要注意，脾胃虚寒、腹泻、乳腺炎久治不愈和乳腺炎严重者不要服用。

3.3 外治法——按摩乳根穴

接下来，第三个方法是穴位按摩，那就是按摩乳根穴。"乳"是指人体的乳房，"根"即根部之意，由穴名可知本穴位于乳房根部，即乳房下缘，临床上常用乳根穴预防乳腺炎，主因乳根穴为足阳明胃经腧穴。胃经是多气多血之脉，能够将饮食转化为人体的水谷精微并输布全身。乳房形成乳汁，且乳根穴靠近乳房，所以，刺激此穴可以起到疏通乳腺、促进乳汁排出的功效。

按摩方法：先把双手打开，四指并拢，虎口处握住乳房，在胸前交叉，放在乳房的下缘，顺着乳房的轮廓做按摩，按摩的范围尽可能大一些，但要避开乳头，手法要柔和，力度要适中。按摩3～5分钟，乳房会有温热和发胀的感觉，每天早晚都可以坚持做一次。如果已发烧或者乳腺化脓，则抽出乳汁，切记不可喂给孩子。

经常这样按摩，不但能够调动气血，充盈乳房，还能舒经活络，保证乳房的通畅。需要注意的是，在临床上，我一般建议用按摩推拿手法预防乳腺炎。如果真发展成乳腺炎，此时不要自行使用按摩手法，因为这时候按摩不但会使患者感到非常疼痛，还会刺激炎性反应，从而加重病情。对于之前提到的那位二胎母亲，我也是先让她进行调理，彻底治好乳腺炎，然后再每天按摩乳根穴，以防止复发。

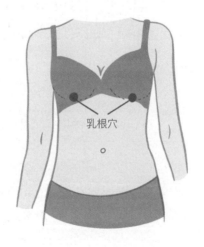

乳根穴

3.4 外治法——掐按少泽穴

按摩乳根穴的同时，如果还能配合掐按少泽穴，会起到事半功倍的效果。

少泽穴隶属于手太阳小肠经，是手太阳小肠经的井穴，对预防如乳腺炎、乳汁减少等乳腺疾病具有很好的疗效。同时也可以治疗一些急症，比如突然出现的昏迷、癫痫、抽搐甚至高热。

本穴位于小指末节尺侧，即小手指外侧，指甲旁边 0.1 寸。之前介绍的很多穴位，大多采取按压的方式，少泽穴却有些不同，一般是通过针刺出血的方式来预防和治疗疾病，如果我们不方便针刺，也可以用指甲去掐按这个穴位。掐按时可以手掌微握成拳，掌心向下，左右两穴轮替掐按 1 ~ 3 分钟，以局部有酸胀感和轻度温热感为度。

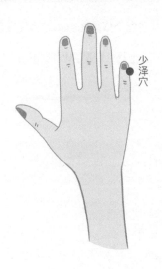

少泽穴

除了以上 4 个妙方，还要特别提醒尚在哺乳期的女性朋友们：想要远离乳腺炎，首先要做到防止乳汁瘀积，争取在产后 3 小时以内就开始喂奶，婴儿吸吮会刺激泌乳，不仅可增加泌乳量，还能促进排乳通畅，防止瘀乳。另外，在平时要保持乳头清洁，经常用温肥皂水洗净，睡觉的姿势以仰卧最好，以免侧身挤压乳房。还要注意，在小孩睡着后将其移开，不要让他含着乳头睡觉。

最为重要的是，要保持心情愉快，避免生气发怒，也要避免暴饮暴食，在产后的两周内少吃荤腥肥厚的食物，可以吃一些清淡的、有助于提高免疫力的食物，这些对预防乳腺炎都十分重要。

— 结语 —

这节我首先讲了乳腺炎产生的原因。其次，我讲了乳腺炎发展的三个阶段。最后，我分享了四个预防乳腺炎和调理轻度乳腺炎的方法，分别是蒲公英茶、丝瓜络玉米羹、按摩乳根穴和掐按少泽穴。

四 想要青春永驻，关键在于卵巢保养

美丽一直都是广大女性朋友共同的追求，如果你问我女人美丽的源泉是什么，我会告诉你，就是健康的卵巢。

卵巢是我们女性朋友的秘密花园，也是女性最重要的生殖器官，卵巢有生殖及内分泌两大功能，而卵巢的健康是女性健康的基础。

女性想要长久的美丽，依靠的就是卵巢所分泌的雌激素。它能够促进女性的生长发育、控制月经和性功能的正常运转，同时帮助我们维持美貌及体态。既然卵巢发挥着这么重要的作用，那么我们需要怎么保养卵巢来延缓衰老呢？

研究发现，越来越多的女性朋友，在 40 岁以前卵巢功能就出现了减退甚至衰退的现象。如果卵巢不能产生正常水平的雌激素，不仅会影响正常行经，同时也会大大降低女性的生育能力。俗话说"要想打败敌人，就得先了解敌人"，所以我们就先来了解一下这个卵巢的大敌——卵巢早衰。

1. 卵巢早衰有哪些表现

第一，月经紊乱。有人把月经称为女性身体健康的"晴雨表"，伴随着女性整个育龄期。随着现代生活压力和精神压力的逐渐增大，很多女性朋友无暇顾及自身的月经问题，根本不把痛经、闭经等当回事。其实月经出现不规律的情况，很多时候是和卵巢的健康息息相关的。当卵巢出现早衰时，很多女性朋友就会出现月经不调的各种症状，比如闭经、月经量少、月经延迟等。

第二，夜间睡眠过程中出汗、阵阵发热、颜面潮红、情绪烦躁、注意力不集中、皮肤晦暗、白带减少、皮下脂肪堆积等情况，都是由于雌激素低下引起的一些较轻的症状。

第三，大多数女性朋友最早期的变化是性生活不和谐，因为在进行性生活时会感觉阴道干涩，分泌物减少，摩擦力增大，甚至产生性交疼痛，逐渐发展为性欲冷淡。

第四，有些女性朋友会出现视力下降、外阴萎缩、内脏下垂等症状，大多是由于内分泌不足所引起。对于这种情况，我建议尽快进行女性激素六项的检查，看看是否雌激素过低了。

当我们出现上面这些症状的时候，就一定要警惕了，可能你的卵巢已经开始早衰了！我在临床上碰见的患者，基本上都是卵巢早衰发展成疾病的时候才想起来看医生。但是当女性朋友意识到自己需要治疗的时候，卵巢早衰就很难逆转了。所以，如果我们能够及时发现早期的一些蛛丝马迹，就能够及早治疗，从而降低卵巢早衰对我们身体产生的影响。

2. 卵巢早衰的原因

卵巢早衰主要是因为心理压力过大或者精神压力过重，以及一些慢性疾病引起体内雌激素缺乏，使卵泡发育不良，不能产生成熟的卵泡，所以影响了卵巢正常的功能。而中医认为，卵巢早衰主要与肝、肾、心和脾有关。

首先，来说肝。古代就有"女子以肝为先天"的说法，由于现在的生活和经济等各种压力，要求女性朋友事业、家庭兼顾，常常引起她们精神紧张、情绪焦虑等，使肝的疏泄、调节功能受到了抑制，而有的女性朋友性格内敛，喜欢压抑自己的情绪，在生活、工作中遇到一些烦恼，不能及时发泄，久而久之，气在身体内堆积，造成气机郁结，就会影响月经的运行。

其次，从肾来讲。《素问·上古天真论》中提道："二七而天癸至，任脉通，太冲脉盛，月事以时下。"大家都知道肾被称为"先天之本"。肾所产生的精气是人体最基本的物质，人的生长、发育、生殖能力以及各种功能的活动都离不开精气。如果肾的精气生成不足，亏损过多，则会导致月经难以正常运行，也会对人体生长、发育、生殖功能造成影响。

最后，从心、脾来说。《素问·评热病论》记载："月事不来者，胞脉闭也。胞脉者，属心而络于胞中。"全身的血液都在脉道中运行，通过心气的搏动再输送到全身，如果心气不足则会影响血液在脉络中的运行，出现月经延迟、经量少、闭经等问题。

卵巢早衰有多种多样的表现，最主要的是月经不调、经量少、闭经、白带减少、阴道干涩、性欲冷淡、外阴萎缩，也易出现泌尿系统感染症状，如尿频、尿急、尿痛，伴有视力下降、内脏下垂、面色灰暗、出现黄褐斑、心烦易怒、心情抑郁、更年期症状提前，等等。

3. 如何保养卵巢

首先，我建议进行性激素六项的检查，然后根据医嘱选择合适的药物调节卵巢的激素分泌，不可自行服用药物，因为激素过量可能会引起癌症的发生，下面我介绍几个保养卵巢的小方法，辅助调理，大家可以试试看。

3.1 巧用蜂王浆

第一个方法就是服用蜂王浆。相传在 20 世纪 50 年代，罗马天主教皇生命垂危的时候是蜂王浆让他起死回生，于是蜂王浆被称为"天然药物的骄子""生命长寿的源泉"等。

对于雌激素不足的女性，我建议可以食用一些蜂王浆，因为蜂王浆中含有微量雌激素，可以恰到好处地弥补女性雌激素的不足。不仅如此，鲜蜂王浆还含有多种扶正固本、无副作用、效果持久的天然珍稀成分，其中大量的氨基酸、维生素和微量元素能补充人体营养，满足生理需要。

日本的医学博士森下敬一曾经对蜂王浆做过大量的临床观察和研究，他发现蜂王浆含有缓解更年期综合征的天然成分，多食用蜂王浆不仅可以延缓更年期的到来，还可以使一些更年期症状减轻甚至消失。每天一次，每次 2 克，用温水冲服，空腹服用效果更佳。

要注意，过敏体质、胃肠功能紊乱、乳房囊肿、子宫肌瘤和肝阳亢盛、湿热体质的人是不适宜服用的。

3.2 美容养颜汤

第二个方法是食疗方"美容养颜汤",通过食疗的方法来帮助调理卵巢。

准备的材料有红皮花生米 100 克、红枣 5 枚、莲子 10 克和猪蹄 1 个。先将猪蹄用开水氽烫一遍,然后用小刀在猪蹄表面刮动,去除表面的一层脏东西,然后剁成小块,放入锅中,再加入清水,完全没过猪蹄,放入葱姜蒜去腥,小火慢炖两个小时左右。将花生米、红枣、莲子放入,继续同煮半小时,最后加入少量的食盐调味即可食用。

花生米:具有润肺、和胃、补脾的功效,是老百姓喜爱的食物之一。它被称为"长生果",俗话说"常吃花生能养生",《滇南本草图说》中也提到"花生补中益气,盐水煮食养肺"。现代药理研究发现花生含有丰富的锌元素及儿茶素,能起到延缓衰老、抗氧化、止血通便、保护心脑血管的作用。

红枣:含有丰富的维生素,被誉为"维生素之王",具有补虚益气、养血安神、健脾和胃的功效,是补血圣品,因此有俗语说"日食三颗枣,百岁不显老"。现代药理研究表明红枣含有多种氨基酸、维生素及糖类、蛋白质、胡萝卜素等营养物质,具有免疫调节、抗氧化及抗衰老、抗肿瘤、防治心血管疾病和骨质疏松的作用。

莲子:具有补脾益肾养心的功效,在《神农本草经》中被列为上品。现代药理研究发现莲子含有的莲子多糖可以增强机体免疫力。此外,莲子还具有抗氧化、延缓衰老、抗肿瘤的作用。

猪蹄:含有大量的胶原蛋白,同时含有较多的蛋白质,能够起到延缓衰老的功效。

这些食材一同食用可以起到补气养血、美容除皱、预防卵巢早衰的作用。要注意，容易上火、胃肠功能差、体内痰湿比较重的人不要食用。

3.3 外治法——按摩三阴交

三阴交是足太阴脾经的穴位，三阴为足三阴经之意，交即相交，故三阴交为足太阴脾经、足厥阴肝经、足少阴肾经的交会穴，因此它对肝、脾、肾三经都有调理作用，凡属肝脾肾三经症之关于血分者，均可治之，如中药当归，具有健脾益气、调和气血、调补肝肾之功，同时它还能够通经活络、调经止痛，对于妇科疾病有显著疗效，是临床中治疗妇科疾病的常用穴位。

我们经常听到"常揉三阴交，女人不变老"的说法，所以在空闲时间我们可以按摩三阴交，帮助我们保养子宫和卵巢，紧致肌肤，维持青春，延缓衰老，推迟更年期，保持女人的魅力。三阴交位于小腿内侧，内踝关节上3寸，也就是足内踝尖向上四根手指的位置。每天可以分两次来按摩，每次按摩的时间长度不要低于10分钟。值得注意的是，按摩的力度要适中，处于孕期、经期的女性朋友不要按摩三阴交。

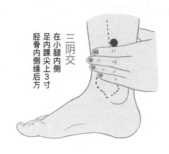

三阴交
在小腿内侧
足内踝尖上3寸
胫骨内侧缘后方

3.4 外治法——卵巢保养按摩手法

当我们沐浴清洁后，取纯天然的依兰依兰精油或快乐鼠尾草精油2滴，均匀涂抹于腹部，涂抹前先用5～6滴椰子油稀释，从肚脐方向顺势向下按摩，下腹部加强子宫卵巢区，然后双手以肚脐为中心，顺时针方向深按下腹部，加强卵巢吸收。精油是从纯天然的花、叶、果皮、种子、树枝等部位通过蒸馏、冷压等方法提炼萃取的植物精华，保存了植物的特性，精油由很小的分子组成，是高挥发物质，很容易被皮肤吸收，通过微循环进入体内。

依兰依兰：有"子宫补药"的美誉，在平衡荷尔蒙方面发挥着独特的优势，经常被用于调理生殖系统的问题及产后女性的护理。它具有调节激素平衡、放松神经系统、安神及缓解心动过速或心律不齐等作用。

快乐鼠尾草：具有促进女性生殖系统的发育、减轻更年期反应及经前症候群的效果。所以，在腹部涂抹不仅可使人疲惫的状态得到缓解、心情愉快和放松，还可以让精油直接作用于子宫、卵巢，能够预防卵巢的早衰。

当然，女性想要保养卵巢，保持健康的体魄和美丽的容颜，除了饮食的调理不能掉以轻心，还应该从心理卫生、生活规律、维持理想的体重、充足的睡眠、缓解生活压力及适量的运动等方面调理。

– 结语 –

本节首先讲了卵巢的重要性，卵巢早衰的临床表现及其产生的原因和对人们造成的影响。其次，分享了四个预防卵巢早衰的方法，分别是巧用蜂王浆、美容养颜汤、按摩三阴交及卵巢保养按摩手法。

俗话说"卵巢养好，女人不老"，希望所有女性朋友保养好卵巢，不长斑、不长皱纹、身材好、无赘肉，由内而外散发年轻的魅力。

五 痛经来犯该怎么办

在生活中，每当女性发脾气的时候，有些人就会调侃"每个月总有那么几天"。其实，"那几天"来临的时候，女性不仅情绪会发生改变，身体也会备受折磨，比如说痛经，相信很多女性都被它折磨过。

当痛经来袭时，有些女性朋友的疼痛程度比较轻微，可以被忽略；但有些女性朋友，每次都会疼得冷汗直流，甚至需要吃止痛片才能缓解，严重影响正常的工作和生活。

对于痛经，多数女性认为忍一忍就过去了，认为痛经不是病，想着结了婚或者生了孩子就能够不医而愈。其实，痛经的出现就是我们的身体发出的健康预警信号，如果不能及时找到病因，很可能会对身体造成更大的损伤。

1. 什么是痛经

痛经，是指在经前、经期、经后发生的周期性的下腹部疼痛、坠胀。疼痛可以表现为阵发性或持续性，分为胀痛、冷痛、刺痛等多种，同时，还会伴有腰酸、头疼、恶心等不适症状，严重者会面色苍白，冷汗淋漓，甚至出现昏厥。

痛经分为两种，一种是继发性痛经，主要是由子宫内膜异位症、盆腔炎、子宫肌瘤等疾病引起的，除了出现腹痛，还会伴有异常出血、排尿困难和不孕等现象。因此，痛经伴有以上这些症状的女性一定要格外重视并及时就医。

除了继发性痛经，另一种叫作原发性痛经，是指生殖器官没有出现病变的痛经，一般在第一次来例假的时候就会出现，疼痛部位在下腹部正中位置，主要是痉挛性疼痛，1～3天会逐渐缓解。生活中大多数女性朋友的痛经都是原发性的，而且原发性痛经只要找到原因，是可以对症治疗或提早预防的。

2. 原发性痛经的原因是什么

中医认为，引起原发性痛经的原因主要分为四种，分别是气滞血瘀、寒凝血瘀、湿热阻滞和气血不足。

第一个原因，气滞血瘀。这是痛经常见的证候之一。现代社会女性的压力很大，有些女性朋友不能很好地管理自己的情绪，经常发脾气，或者整天忧愁，就会导致肝郁不舒，血行不畅，使血液瘀阻在子宫中，导致腹痛，出现痛经。

气滞血瘀导致的痛经，经前或经期小腹会刺痛，并且伴有乳房胀痛，月经量变少，颜色也变得紫暗，甚至会有血块排出，观察舌苔会发现变得薄、白，上边有瘀斑或瘀点。

第二个原因，寒凝血瘀。它也是痛经常见的证候。《素问·调经论》

中有这样的记载："血气者，喜温而恶寒，寒则泣不能流，温则消而去之。"这句话的意思是说我们身体里的气血，喜欢温暖而厌恶寒冷，遇到寒冷就会凝结，不流淌，在温暖的环境中，又会重新流淌。

有些女性朋友，在夏天的时候，喜欢穿露脐装，吃点冷饮，喝点冰镇啤酒，每天离不开空调。在寒冷的冬天，为了美丽，也不注意保暖，穿又短又薄的衣服。时间久了，寒邪就会侵入体内，导致血液在体内运行缓慢，最终造成血瘀。如果寒邪恰好直达子宫，就会出现痛经的症状。

寒凝血瘀导致的痛经，除了在经前或者经期出现小腹疼痛，月经量少，有血块，女性朋友还会出现畏寒的症状，面色变得青白，四肢、小腹也会变得冰凉。这也是为什么很多女性朋友在痛经的时候抱个热水袋会感觉舒服一些。

第三个原因，湿热阻滞。中医所说的湿分为外湿和内湿。外湿是由于久居湿地，或者由于经期淋雨，导致外来水湿进入我们体内。内湿则往往和脾虚有关，在之前的内容中，我就讲过，脾的一个主要功能，就是运化水湿，有些女性朋友经常暴饮暴食，喜欢吃油腻的食物，日积月累，就会损伤脾胃，导致它不能正常运化水湿，造成"水湿内停"。

内热往往是与内湿共存的，比如夏天的天气炎热，湿气也相对会比较重，湿与热就会一起侵入我们的体内；再比如经常吃辛辣的食物，也会在我们的体内产生内热。

湿热一旦和血结合，就会蕴结在冲任二脉、子宫中，从而导致血液凝滞，不通则痛，痛经也就形成了。

如果是湿热阻滞导致的痛经，小腹会在经前或经期出现灼热感，有时腰腹也会一起出现胀痛感，月经量变多，并且颜色鲜红，质地黏稠，经血中也会出现血块，有时月经的周期会变长，观察舌苔，会发现舌红，或者舌苔厚腻。

第四个原因，气血不足。有些女性朋友平时就比较虚弱，气血严重不足；有些女性朋友大病初愈，损耗了气血，由于气虚血少，子宫得不到濡养，痛经也就产生了。

因为气血不足而痛经的女性，在经期或经后1～2日小腹会隐隐作痛，或者出现阴部下坠的感觉，月经量变少，并且色淡质稀，整个人也会感觉很乏力，变得面色苍白，食量也会变少。

以上是从中医角度看，导致原发性痛经的四个主要原因，大体可以归为两类："不通则痛"和"不荣则痛"。也就是气血运行不畅，经络阻滞了，产生了血瘀；还有一种是子宫缺少了气血的滋养。所以，我们在调理时，需要做到活血止痛、补益气血。

3. 调理痛经的小方法

日常生活中，很多女性朋友一旦出现痛经，最常使用的办法就是喝一杯热乎乎的红糖姜茶，过一会儿就感觉舒服很多。这是因为红糖性温，具有益气补血、活血化瘀的功效，而生姜则能够缓解炎症，温经散寒。所以，常喝红糖姜茶的确可以让经血通畅、改善痛经，还可治疗胃寒。需要提醒大家注意一点，制作红糖姜茶的时候，红糖的比例一定要比姜多点。

除了红糖姜茶，还有一些方法也同样可以帮助女性朋友们调理痛经，在这里推荐给大家。

3.1 良附益母草茶

这个妙方是一道茶饮，它具有很好的温经散寒止痛作用，能有效缓解痛经症状。

我们需要准备益母草、香附、高良姜各 5 克。先在锅中加入适量的水，然后烧沸，加入益母草、香附和高良姜，用小火煮 15 分钟左右，即可饮用，也可以加适量的红糖调味。适当多做一些，放入保温壶中，多次饮用。

益母草：性寒，因多用于妇科，所以有"益母"之名，具有活血化瘀、利水消肿的功效，经常食用，能够生新血、去瘀血，使血气顺畅，经血排得更干净。

香附：性平，具有行气解郁、调经止痛的功效。

高良姜：性热，味辛。具有温胃止呕、散寒止痛的功效。现代药理研究发现它有抗溃疡、抗氧化、抗腹泻、镇痛抗炎、抗癌作用。高良姜和香附相配是一个经典的方子，叫良附丸。功能是疏肝理气，温胃散寒。对于因为受寒引起的妇科及消化系统疼痛都可以使用。

要注意，湿热内盛、燥热体质的人不要服用。

3.2 益气养血猪蹄汤

第二个方法是一个食疗方，叫作益气养血猪蹄汤。

具体做法：准备生黄芪、当归各 10 克，莲藕 100 克，猪蹄 1 只，姜片适量。先将猪蹄去毛清洗干净,用刀剁成小块,放入水中浸泡30分钟，去除血水。接着，放入砂锅中，倒入冷水，开锅后换掉第一遍水，再加开水，放入姜片小火煮一小时左右，再放入生黄芪、当归和莲藕，用文火炖煮直到猪蹄熟烂，最后加少量食盐即可。

生黄芪加当归是有名的当归补血汤，这个方子最早出自《陈素庵妇科补解·调经门》，主要用于妇女身体虚弱，血气虚耗，也可用于产后乍寒乍热，血虚发热证。

猪蹄：性平，味甘、咸，是一种类似熊掌的美味菜肴，具有滋阴补血、美容养颜的功效。

生黄芪：补气升阳，固表止汗，多用于气虚、脾虚、水肿等病证的调理。

当归：养血活血，调经止痛，润肠通便。因为气为血帅，血为气母，气和血互根互生。

莲藕：补益脾胃，清热生津，佐生黄芪与当归的燥性。

这道益气养血猪蹄汤有益气养血、健脾利湿的功效，在补的同时不腻脾胃。要注意的是，湿热盛、外感发热的人不要服用。

3.3 芹菜牛肉粥

这个方法也是一个食疗方，需要准备芹菜 100 克，粳米 100 克，牛肉 25 克。将芹菜、牛肉洗净后，切成碎末，然后将牛肉与粳米一同煮粥，等到粥煮熟时，加入芹菜，香芹最好，再稍煮一会儿后即可食用。

芹菜：性凉，具有平肝清热、祛风利湿、除烦消肿、养血补虚、散瘀破结的功效。芹菜的药用价值在中医古籍中早有记载，比如《神农本草经》中就说芹菜能"止血养精，保血脉，益气"。

牛肉：具有补益脾胃、益气强筋、化痰息风的功效，有非常好的补益作用。《韩氏医通》中记载"黄牛肉补气，与黄芪同功"，《医林纂要》中也记载"牛肉味甘，专补脾土。脾胃者，后天气血之本，补此则无不补矣"。因此，牛肉非常适合气血两亏、体虚久病的女性朋友食用。

经常喝芹菜牛肉粥，能够补益气血，清热凉血，还能增强我们的免疫力。要注意的是，胃肠胀满、湿热盛的人不要服用。

3.4 外治法——按压曲泉穴

除了食疗，穴位按摩也能有效地缓解痛经，比如在我们的腿上就有一个穴位，对其按压能够缓解痛经，这个穴位就是曲泉穴。

曲泉穴位于膝盖内侧横纹端，取穴时我们可以屈膝，在大腿与小腿之间连接的皱褶，膝盖内侧横纹尽头的凹陷处。本穴为足厥阴肝经的合穴，

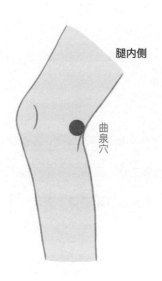

腿内侧

曲泉穴

有清热利湿、通调下焦之功，《针灸甲乙经》记载"少腹肿，阴挺出痛，经水来下……曲泉主之"。因此，本穴对于治疗女性痛经有较好疗效。

按摩时，可以将双手平放在自己的大腿上，虎口张开向前，用拇指指腹对准曲泉穴，双手手掌紧握，一张一弛，有节律地拿捏大腿的肌肉。

拿捏的时候，要尽量多地抓起肌肉，幅度要大，拇指指腹按压的力度要重，每次可以坚持 1 分钟左右，随着拿捏的起伏，下肢会有一下肿胀、一下放松的感觉，会感觉有一股股热流从上到下地穿过。每天坚持拿捏 3 ~ 5 次，在月经前后可以增加次数，但是月经量多、淋漓不断者以及在经期时不可按摩。

以上就是能有效缓解痛经的四个妙方，再次提醒女性朋友们注意：如果是继发性痛经，大家一定要及时去医院诊治。如果是原发性痛经，那么，在生活中一定要注意饮食平衡，多吃一些能够驱寒祛湿、补益气血的食物，平时要注意保暖，保持心情愉快，再通过我推荐的食疗和穴位按摩进行调理，痛经就会慢慢远离我们。

— 结语 —

这节首先讲了什么是痛经；其次，我讲了引起痛经的四个原因，分别是气滞血瘀、寒凝血瘀、湿热阻滞和气血不足；最后，我推荐了四个调理痛经的方法，分别是良附益母草茶、益气养血猪蹄汤、芹菜牛肉粥和按压曲泉穴。

六 暖宫，每个女人都要会的事

大家都知道五脏很重要，如果五脏不健康了，身体一定会受到影响。对于女性朋友来说，除了五脏，还有一个非常重要的器官，它就是子宫。但是，许多女性都会疏忽对于子宫的保护，总是拖到身体出现严重问题时，才想着去调理和治疗。现在我们就来说一说最常见的，也最容易被女性朋友忽略的子宫问题——宫寒。

一说到宫寒，大家总会把它跟手脚冰凉和痛经联系在一起，但对于宫寒的确切定义，以及宫寒形成的原因，却不是很清楚。我们通常会认为，女性本来就是阳虚体质，宫寒也是正常的。其实，宫寒除了会让我们生活在冰冷的世界里，还会对身体造成很多伤害。

1. 什么是宫寒

宫寒，从字面上来理解，就是子宫寒冷。这里要先跟大家说明的是，中医所说的"子宫"和西医中的"子宫"，概念是不一样的，中医里的"子宫"范围更宽广一些，包括子宫、卵巢等子宫附件，以及子宫周围的毛细血管、神经韧带等。因此，中医理论中有一个更专业的名词叫作"胞宫"，而子宫只是胞宫的一部分。为了方便大家理解，这里我就使用子宫代替了。

导致宫寒的原因有两种，分别是先天因素和后天因素。有些女性朋友从小就体质偏寒，比别人怕冷，常年手脚冰凉，只要一吃寒凉的食物就会腹泻，脸色也比别人苍白。这是因为父母在生她的时候，年纪比较大，本身阳气不足，导致孩子在出生以后，体内的阳气亏虚，天生就带有"寒性体质"，这类体质就比较容易出现宫寒。

我曾经遇到过一位患者，是一个十五六岁的小姑娘，就属于先天因素导致的宫寒。每次来月经的时候，她都要去医院治疗，因为除了腹痛，还有上吐下泻的症状。因为这种疼痛是剧烈的，口服 7 片止痛药物都无效，只要度过经期的前两天，症状就会消失。后来，她的父母通过朋友介绍，带她来我这里调理。

这位小姑娘每次来诊病的时候，我都会细心地给她进行调理，但是由于她的宫寒是先天体质导致的，所以治疗的效果就比较缓慢。因为这种与生俱来的疾病，要通过后天的方法改变，不但得用上医疗手段，还需要患者自身的配合，才能使身体得到长期的温养。

第二类是后天因素导致的宫寒，这类宫寒常常是自己"作"出来的。比如有些女性朋友，在夏天喜欢穿超短裙、吊带装，腰腹全都露在外面，还每天待在空调房里。即使在寒冷的冬天，有些女性朋友为了美丽，也会穿着单薄，甚至在冰天雪地里露大腿，这很容易导致寒邪侵入机体，造成阳气受损。

还有一些女性朋友，为了贪图凉爽，经常吃冰激凌、冰棍之类的冷饮，或者吃一些属性寒凉的食物，比如梨、苦瓜、西瓜等，导致脾胃受损，而脾胃的阳气能够化生气血，补给肾阳，一旦肾阳不足，就会导致宫寒。子宫失去了温煦，就好像花朵失去了滋养，天空没有了太阳，最终会导致我们的身体出现一系列的症状。

2. 宫寒的危害

接下来，我们就一起来看看宫寒的危害及其相应的症状。

清代妇科专著《傅青主女科》中有"胞胎寒不孕"的说法，在现实生活中，女性朋友一听到宫寒，第一反应也是不孕，其实宫寒不仅会导致不孕，还会对身体造成其他影响。

中医认为"寒则气凝，血行不畅"，所以宫寒很容易造成月经不规律，经期不固定。在临床上，我经常碰见这样的女性患者，她们常常月经延迟，并且在来月经的时候，通常会伴有严重的症状，比如腹痛难忍、乳房胀痛等。除此之外，宫寒的女性朋友，白带也会出现异常，变得量多而清稀，有异味。

所以，女性朋友在发现自己经常手脚、小腹冰凉，或伴有白带异常和月经不调时，就要引起重视，一定要及时进行调理。否则，宫寒就会越来越严重，最终导致受精卵不易着床，造成不孕，甚至怀孕以后，也有流产的风险。

女性朋友一旦宫寒，除了自身调理，并没有什么立竿见影的方法治疗，临床上用药物治疗，疗效也不理想。因此，有些宫寒的女性朋友，喜欢把暖宝宝放在怀中或者腰背部，感觉这样会舒服一些，但是，用普通的保暖方法，只能治其标，不能治其本。前面已经讲了，无论是先天因素还是后天因素，导致宫寒的主要原因都是阳气虚损，所以，我们必须从源头入手，通过提升体内的阳气，来对宫寒进行有效的调理。

3. 缓解宫寒的小妙招

3.1 生姜红糖桂花茶

我推荐的第一个方法是一道茶饮，叫作生姜红糖桂花茶。我们取桂花3克，生姜5克，红糖5克，用85摄氏度左右的水冲泡，浸泡3~5分钟，即可饮用。

桂花：性温，味辛，具有温中散寒、暖胃止痛的功效，很多芳香类植物性寒凉，但桂花却与众不同，由于它性温，所以香气中散发出一种甘甜之气，在中医理论中，认为芳香能够行气，其甘甜之气又能暖宫，慢慢滋养。

生姜：性温，味辛，有温胃止呕、温肺止咳之功效。用于寒凝中焦，不论虚实，皆可使用，对里寒证尤其适宜。

红糖：具有益气补血、健脾暖胃、缓中止痛、活血化瘀的作用。红糖中含有大量的铁，比白糖要丰富得多，为身体补充铁质，对于防治缺铁性贫血有一定的帮助。喝红糖水能够缓解痛经、调和气血、驱散寒气。喝红糖水还能帮助人们御寒暖身，在红糖中加入适量的姜丝，能够加强御寒的效果。

所以，经常喝这道茶，能够温补阳气，改善畏寒肢冷、小腹冷痛等症状，非常适合宫寒的女性饮用。上文提到的那位找我诊疗的小姑娘，我就让她买一个保温杯，平时在学校泡这道茶喝。

要注意不可多食，多食易生热损阴，致口干、喉痛、便秘等症。怀孕的女性及易上火的人不宜喝。

3.2 韭菜炒核桃虾仁

第二个方法是一个食疗方，叫作韭菜炒核桃虾仁。

具体做法：先准备韭菜 100 克，核桃肉 50 克，虾仁 100 克，芝麻油、盐适量。食材准备好以后，将韭菜洗净切段，虾仁用温水浸泡 30 分钟，洗净备用。将锅用旺火加热，下植物油，烧至八成热后，放入核桃肉、虾仁，改用中火炒至熟后，再放入韭菜翻炒片刻，加少量盐和芝麻油，即可食用。

韭菜：具有温中开胃、行气活血、补肾温阳的功效，对于宫寒的女性朋友，经常食用韭菜，可以很好地缓解宫寒症状。

核桃：被称为"万岁子""长寿果"，具有补肾固精、温肺定喘、润肠通便的功效。在中医古籍《医林纂要》中就记载核桃"补肾，润命门，固精，润大肠，通热秘，止寒泻虚泻"。

虾仁：具有补肾固精的作用。经常吃虾仁，具有温阳通脉的作用，对于女性朋友的月经不调、宫寒不孕、白带清稀等症状具有很好的疗效。

要注意，急性胃炎、胃溃疡、面部痤疮、海鲜过敏者慎服。

3.3 外治法——暖宫操

无论是先天体质，还是后天失养导致的"宫寒"，都可以运用中医养生的"暖宫"大法，逐渐改变胞宫的环境，使机体恢复正常的状态，下面我就介绍一套自己常练的暖宫操，也是我推荐给那位小姑娘的"暖宫"保健方法。

按摩方法：先在床上平躺，用鼻子吸气，鼓起腹部，慢慢吐气，呼吸吐纳30次。然后起身，跪在床上，双膝自然分开，身体尽量向前倾斜，腰部要挺直，此时胸腹部会贴近大腿部的肌肉，保持5分钟左右；最后将口闭上，采用腹式呼吸，做提肛运动；大概3分钟后，会明显感觉到腹部的子宫随着身体一起做收缩运动。宫寒的女性朋友每天可以坚持做一次，月经期不要做这个操。

3.4 外治法——按揉气海穴

接下来，我再介绍一个穴位按摩的方法，就是按揉气海穴。

气海穴为任脉的腧穴，气有元气之意，海即海洋，本穴为一身元气的汇聚之地，有强肌健体之功，为临床保健要穴，且本穴位居下焦"丹田"部，能够补益肝、脾、肾三经之气，自古就有"气海一穴暖全身"的说法，因此气海穴还有扶正固本、培元补虚、温阳益气、调经固经的功效，对于中、下焦虚寒之症有显著疗效，因此本穴也被称为"性命之祖""人体生气之源"。

气海穴位于下腹部前正中线上，距脐下 1.5 寸，约 2 根手指的距离。可以用我们手掌的掌根按揉气海穴，每次按揉 100 ～ 200 次，以小腹有温热感为度，每天一次。

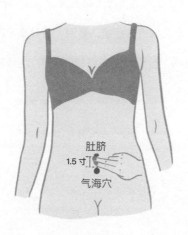

另外，月经量多及月经淋漓不断的女性，在经期不要按摩此穴，同时我建议宫寒或者怕冷的朋友晚上可以用生艾草 10 克和花椒 5 克煮水泡脚 15 分钟，能够温经散寒，升发阳气，还有助于睡眠。

以上就是四个能有效缓解宫寒的小妙方，除了调理，女性朋友还要注意改变自己的生活方式，不要经常吃生冷寒凉的食物，如果是体质本身就虚寒的，可以多吃一些益气暖宫的食物，比如桂圆、杞果、荔枝等，不要一味追求美丽"冻人"，穿衣要应季。夏季在空调房里，一定要注意保暖。最后，"动则生阳"，我们还可以通过多做有氧运动，来增加体内的阳气。

　　这节的主要内容首先讲了什么是宫寒，以及它产生的原因。其次，我讲了宫寒的危害及其相应的症状。最后，我分享了四个能够生升阳气，有效缓解宫寒的方法，分别是生姜红糖桂花茶、韭菜炒核桃虾仁、暖宫操和按揉气海穴。

七 阴道干涩到底是不是病

　　我发现在临床中很多女性朋友在出现阴道干涩的时候，要么是羞于开口，要么是被自己忽视，很多人的观念里觉得这只是一些小的不舒服，还没有到得病的程度。在这里，我想说这种观念是错误的，阴道干涩是一种妇科疾病，会对女性产生不良的影响，需要引起我们的重视。

　　之前我在门诊接诊过一位 30 多岁的女性朋友，她最初来就诊的原因就是性生活不和谐，导致丈夫整天在家里和她吵架，对她的态度极其冷淡。这其实已经是她的第二次婚姻了，上一次离婚就是因为性生活不和谐。她辗转去过很多家医院，也调理了很久，大多都是让她使用水性的润滑液，并没有其他什么好办法，这种现象反反复复，让她非常痛苦。

　　通过询问得知，原来她 1 年前就出现了阴道干涩的症状，但她没重视。近一个月阴道干涩加重，性生活对她来说就像一项艰巨的工作，特别困难，每次都感觉火辣辣的刺痛，刚开始还没有留意，以为是偶尔一两次，后来她才发现每次都这样，因为性生活有不舒服的感觉，所以每次她一想到要过性生活就会出现恐惧的感觉，久而久之，这位患者朋友已经出现性厌恶了，丈夫也因此非常不满意。

1. 什么是阴道干涩

我们正常女性的阴道会保持一定的湿润度，而白带是女性阴道分泌的一种无气味、微酸性的黏稠物，犹如半透明的鸡蛋清，具有湿润阴道、排泄废物、杀灭病菌的作用。

阴道干涩就是外阴、阴道的腺体分泌物减少，使阴道湿润度不够。很多女性绝经后卵巢功能衰退，体内的雌激素水平下降，分泌物减少，阴道壁慢慢变得不平滑，也会出现阴道干涩的现象，这种属于生理现象。而一些年轻女性还没有到更年期，就出现了阴道干涩，这时就需要我们及时调养，防止阴道干涩进一步加重。

2. 什么偷走了阴道里的水分

西医认为阴道干涩属于前阴的疾病。前阴就是排尿和生殖的器官。中医认为阴道干涩主要是由于阴液不足，不能滋养阴道，这主要与我们肝、肾两脏有关。

首先我们看肾，在《素问·逆调论》中说道："肾者水脏，主津液。"意思是说，人体正常的水液是由肾来主管。肾有储藏精气的作用，可以通过调节人体的津液，来维持体内代谢的平衡，所以肾也被称为"先天之本"。如果肾的精气不足，体内的津液代谢就会失去平衡，肾的阴液不足之后就会出现阴道干涩。

为什么跟我们的肝也有关系呢？我们常说"肝肾同源"，这是什么意思呢？肾储藏精气，肝脏储藏血液，精气可以滋养血液，血液可以转化成精气，虽然肝和肾的结构和功能不同，但是由于精血的相互滋养，相互转化，肝肾之间也有了密不可分的联系，叫作肝肾同源，主管着阴液。所以与人体内阴液不足关系最密切的脏腑就是肝、肾两脏。

随着年龄的增长，女性全身的机体功能会相对减弱，肾脏储藏的精气就会减少，所以会导致肾阴不能滋养肝脏，阴道得不到滋润濡养，就会出现阴道干燥。就如同天气干燥，水量减少，很多植物由于缺水而干枯，枝叶就会掉落一样。

3. 阴道干涩有哪些表现

临床中最常见的症状主要有阴道干涩、灼热，没有分泌物的产生，在与伴侣进行性生活时出现疼痛不适，甚至不能性交，出现了性交障碍。有些女性还会出现外阴瘙痒、外阴萎缩，甚至在走路时出现阴部的不适。一些人还伴随有咳嗽、咽部干燥不适、腰膝酸软、小腹冷、遗尿、小便量多并且颜色清、大便干燥、精神不振、失眠健忘、烦躁易怒等。

除此之外，有些女性朋友的性器官还会出现变化，如大小阴唇出现萎缩，阴道黏膜变薄。一些情况比较严重的女性甚至出现排尿困难、尿痛、尿急等症状，会反复出现阴道感染。这个时候就需要及时到医院就诊。

阴道干涩还会影响夫妻生活，就像开头我们讲的那位女士一样，会造成很多夫妻之间的不和谐，破坏夫妻之间的感情，长时间、反复出现的阴道干涩会使女性朋友从心理上厌倦、恐惧夫妻生活，导致性冷淡、性厌恶的发生。

4. 避免阴道干涩的方法

这是一个日常食疗的方法，用的也是我们经常会用到的食材。老百姓常说，药疗不如食疗，在享受美食的过程中，还可以使身体得到滋补，做到防病治病、保健强身、延年益寿，这也就是所谓的"食中有医，医中有食"。

4.1 银耳枸杞汤

这道食疗方的用料主要是银耳、枸杞、葡萄，具有益肾补肝、滋阴生津的功效。

具体做法：将银耳用温水泡发，之后银耳去根洗净撕成小朵；将枸杞用水泡3分钟，之后将枸杞洗净，去除果蒂、杂质；砂锅中加入适量的水，将银耳放入锅内，煮半小时左右，食材煮烂后再加入枸杞、葡萄，用小火煮，等食材煮熟后即可食用。

银耳：含有丰富的营养物质，如蛋白质、多种维生素、葡萄糖、氨基酸等。历代医学家认为它有"强精、补肾、滋阴润肺、生津止渴、强心壮身"的功效，给予它"长生不老药""延年益寿品""菌中之王"的美称，是名贵的营养滋补佳品，具有滋润而不腻滞的特点。银耳不仅有增强免疫力、抗感染的功效，其含有天然性胶质，长期服用还有较好的滋润效果，达到美容养颜、保湿护肤的作用。

枸杞：具有滋补肝肾、养肝明目的功效。自古就是营养滋补的佳品，有延衰抗老的功效。在李时珍的《本草纲目》中就将枸杞的功效归纳为"滋肾、润肺、明目"。在古代民间还流传着枸杞在增强性功能方面具有独特的作用。枸杞主要的物质成分为胡萝卜素、核黄素、多糖，有着调节免疫及抗肿瘤的功效。除此以外，枸杞还可以增强机体的造血功能，提高生殖能力，可以提高女性卵巢的质量，对内分泌有着较好的调节功效。银耳与枸杞同用，能增强补益肝肾、滋阴润燥的作用，适量服用有益于人体的健康。

葡萄：具有生津消食、补血养气、滋补肝肾的功效。现代药理研究发现它含有多种矿物质和维生素，能够降低血清胆固醇，预防血栓，清除体内的氧自由基，预防健康细胞癌变，而且能很快被人体吸收。

建议两天可以服用一次，但注意，糖尿病患者和风寒感冒的人不宜服用。

4.2 增液汤

增液汤是由玄参、麦冬、生地这三味药组成，出自《温病条辨》，是治燥的基本方剂，具有增水行舟的功效。以上三味药各 10 克，煮水 20 分钟代茶饮，每日服用 1 ～ 2 次，可连续服用 1 ～ 2 周。

玄参：有滋阴降火、润燥生津的功效，可以治疗咽喉肿痛、肠燥便秘、疮疡等，现代药理也证实玄参具有抗菌、解毒、强心、降压的作用。

麦冬：有滋阴润燥的作用，可以治疗痰稠咳嗽、口渴咽干、心烦失眠。在《神农本草经》中属于上品药物,麦冬中所含的生物碱、葡萄糖、氨基酸、维生素等物质可以抗疲劳、提高机体免疫力、抗心律失常、抗菌、抗氧化、抗炎等。

生地：有滋阴壮水、清热润燥的功效,可以用于热病心烦、舌干、口渴、便秘等，现代药理研究表明生地有抗肿瘤、抗真菌、抗炎、抗过敏等功效。

三种药物合用，有养阴生津的作用，达到了增水行舟的功效。现在临床中多用来治疗温热病津亏肠燥便秘，以及习惯性便秘、慢性咽喉炎、反复性口腔溃疡、糖尿病、皮肤干燥综合征等，也可用来治疗阴道干涩、外阴瘙痒症状。

要注意的是，脾胃虚寒、湿盛的人以及实热的人不适用此方。

4.3 外用方——青春滋润露

已婚妇女阴道干涩，或者老年性阴道干涩疼痛，都可以使用青春滋润露，它有滋阴养血、焕发青春的作用。

具体做法：准备玫瑰花 5 克，茉莉花 5 克，百合 10 克，乌梅 10 克，菟丝子 10 克，泽兰 10 克，用清水煎煮 15 分钟左右，取汁坐浴 15 分钟左右，每天一次，30 天为一个疗程。

菟丝子：是一味平补肝肾脾的良药，具有滋补肝肾、固精缩尿、明目、止泻等功效。现代药理研究表明，菟丝子有调理女性生殖系统内分泌紊乱的作用，还可以抗氧化、抗衰老、提高免疫力。菟丝子既有补阳的效果，又可以滋阴，有着温而不燥、补而不滞的特点。在《本草正义》中记载道："菟丝子多脂……为养阴通络上品，其味微辛，则阴中有阳……辛以润之。"因菟丝子的药性润而多液，不温不燥，与泽兰相配，是沈氏女科用于调节内分泌、增加激素分泌的家传秘方，对优生优育也有非常好的作用，同时有美白肌肤的作用。

泽兰：能够利水消肿，清热解毒，活血调经。现代药理研究发现它有镇静、镇痛、解热、抗炎、抗溃疡的作用。

百合：具有滋阴润燥、安心养神、补脾健胃的功效。现代药理研究发现它有抗疲劳、抗抑郁、调节内分泌、抗氧化、缓解胃溃疡及胃炎的作用。

乌梅：能够止咳止渴，涩肠止泻，缓解胃痛。现代药理研究发现它有抗病原的作用，对平滑肌有弛缓作用，抗过敏，口服对萎缩性胃炎也有一定疗效。

玫瑰花：为花中之魁，为花后，阴中之阴。它的作用是活血美肌、健脾开胃、疏肝理气。

茉莉花：为花中之王，为阴中之阳。有理气止痛、温中和胃、消肿解毒的作用。

每日坐浴一次，月经期停用，经期结束 4 天后可以继续使用。上文提到的女患者也使用了这个方法，阴道干涩缓解了，夫妻关系缓和，他们两人都非常感谢我。但需要注意的是，患有泌尿系统感染，伴有尿频、尿急、尿痛的人不要使用。

4.4 外治法——按揉照海穴

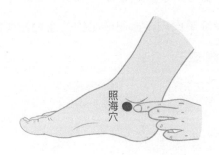

外治法除坐浴以外，还可以用按摩穴位的方式，通过穴位刺激，达

到缓解症状的目的。照海穴出自《针灸甲乙经》，属于足少阴肾经，为八脉交会穴之一，通阴跷脉。它位于脚踝的内侧，内踝尖下 1 寸，在内踝下方的凹陷处，也就是平时大家说的脚脖子内侧凸起最高的下方凹陷处，照海是肾经上的"补水"大穴，具有滋阴固肾、调理冲任的功效，可以调节人体内的阴阳平衡，在按压穴位时，有酸、麻、痛、胀的感觉就可以了，力度要合适，不能太用劲，时间也不宜太长，3 ~ 5 分钟即可，照海穴是调理女性带下、痛经、月经不调等妇科疾病的要穴，也是治疗失眠的要穴，经常按揉对阴道干涩也有缓解作用。

4.5 外治法——收缩操

收缩操也被称为"提肛功"，就是配合呼吸收紧前后二阴肌肉的一种锻炼方法，·据说是乾隆皇帝的养生之道。

具体怎么操作呢？首先我们要全身放松，然后将注意力集中在会阴肛门处，随着呼吸将二阴一紧一松，一提一放，吸气时肛门收缩上提，呼气时放松。每天坚持提肛 200 次，长此以往就会使你精力充沛、心情愉悦、身体强健、青春常在。阴道本身具有一定的修复功能，因此配合提肛功可以改善盆腔肌肉和阴道周围肌肉的张力，可以帮助阴道弹性的恢复，也可以防治阴道干涩症。

这节首先讲了阴道干涩的原因。其次，讲了阴道干涩给人们带来的影响。最后，我分享了几个防治阴道干涩的方法，分别是银耳枸杞汤、增液汤、青春滋润露坐浴、按揉照海穴和收缩操。女性朋友们在遇到阴道干涩这样的问题时，首先需要保持平稳的心态，避免紧张、惊慌等不良的情绪，之后需要尽早地去就诊。

八 如何远离妇科疾病

一说到妇科病，大家可能都不陌生，但是大部分女性朋友都只知皮毛，不知其内在机理，所以常常忽视了对于妇科病的预防和治疗。

我身边就有这样的朋友，平时身体挺好的，不痛也不痒，但是体检时就查出了妇科病，而且她面对这样的结果非常困惑，认为自己平时很注意卫生，生活习惯良好，怎么会患上妇科病呢？

有这样一位患者让我印象深刻，一天门诊，有位40多岁的女性坐下来就哭，说没法活。我问她怎么了，她稳定情绪后说，因为她妇科炎症，白带量多，有臭味，丈夫嫌弃她，就和她离婚了。她在美国用了多种方法治疗无效，觉得自己活得没有自信和价值，这次专程回国找我看病，说如果治不好，她就没有活下去的勇气了。我告诉她跟着我好好调理，半年左右肯定能好，她马上破涕为笑。

其实妇科疾病的发病率是非常高的，全球的女性有93%以上都受过妇科病的侵袭，只不过妇科病在早期症状都不明显，所以很多女性朋友才没有注意到它的存在。但是这些轻微的、隐藏的妇科疾病一旦暴发，就会一发不可收拾，带来诸多不良的影响，甚至危及我们的生命。全球每年死于妇科病的人数高达900万，而且这个数字还在以每年8％的速度不断递增。所以，面对这样一个可怕的隐形杀手，我们一定要尽早预防，尽早治疗。

这节就推荐给大家一些妇科病自查的小方法，以及调理的妙方，帮助女性朋友远离妇科病。

1. 妇科疾病产生的原因

引起这些妇科疾病的原因有哪些呢？中医认为引起妇科疾病的因素有很多，比如情绪、饮食、过度劳累、瘀血及外邪等。其中最主要的因素是寒邪、湿邪及瘀血。

首先来说寒邪，寒是阴气比较盛的表现。女性朋友如果在大冷天不注意防寒，或者喜欢经常吃冰冻冷饮，就容易受到寒邪的侵犯。在《素问·阴阳应象大论》中就说"阴胜则阳病"，意思是如果这种阴寒邪气长时间在体内存留，就会损伤人体的阳气，而这种寒邪留存于女性身体中，就会对女性的生殖系统造成影响，从而引起妇科疾病，比如宫寒、月经不调等。

此外，人体的血液、营养物质的正常循环依靠的是一身阳气的推动。如果受到寒邪侵犯，就会让经脉气血流动受到阻碍，出现疼痛的症状，痛经就是这样引起的。

除了寒邪，湿邪也是引发妇科疾病的主因之一。湿邪大多数是由于脾气亏虚、运化水液的功能减弱、体内的水湿聚集所造成的。湿邪有黏滞、趋下的特点，黏滞的意思是性质黏腻不爽，如果体内湿邪过多，就会导致分泌物增多，出现白带异常。趋下的意思是湿邪容易往下走，就和我们常说的水往低处流一样，湿邪容易在人体下部停留聚集，如果湿邪在胞宫聚集，就会出现外阴瘙痒、月经量多、白带量多、有异味、炎症等妇科疾病。

第三个主要原因是瘀血。瘀血的产生是因为气虚、气滞不能推动血液的正常运行，或者是由于寒邪侵犯人体后，血液运行缓慢，凝聚到一处造成脉络不通畅所导致的。如果瘀血在胞宫内积存就会出现月经不调、闭经、多囊卵巢、崩漏、妇科肿瘤等疾病。

2. 妇科疾病的临床表现

了解了原因，我们再来看看妇科疾病具体的表现有哪些。根据权威数据显示，我国有 70% 以上的女性患有不同程度的妇科疾病，其中阴道炎、盆腔炎、宫颈炎、尿道炎等炎症是最常见的，我们一个一个来看。

第一个，阴道炎。阴道炎是最不容易被察觉的妇科疾病之一，临床分为滴虫性阴道炎、霉菌性阴道炎和老年性阴道炎及细菌性阴道炎等。主要症状有外阴瘙痒、局部糜烂、阴道分泌物增多，伴有尿频、尿痛、性交痛等症状。

第二个，盆腔炎。盆腔炎包括子宫的炎症、输卵管的炎症、卵巢的炎症，急性期常表现为高热、寒战、下腹痛、白带增多、有异味，有的人还伴有低烧、头痛、食欲不振、容易疲劳等症状。如果是双侧输卵管的炎症就会引起不孕。

第三个，宫颈炎。其主要表现为宫颈充血、水肿，严重时继发为宫颈糜烂，常伴有阴道分泌物的改变、尿急、尿频、小腹疼痛等。

第四个，尿道炎。尿道炎是女性常见的泌尿生殖系统感染之一，常表现为尿频、尿急和尿痛症状，疼痛伴随着烧灼感，排尿时加重，甚至发生尿道痉挛等。

此外，妇科常见的良性肿瘤会伴有月经异常、下腹部包块、白带增多、有异味、腰酸、下腹坠胀、腹痛、尿频、乏力等症状。

3. 简单的自查法

这些常见妇科疾病的临床表现往往是在发病一段时间后才会显现出来，那么在发病初期，症状不明显的时候，我们要怎么做才能发现妇科隐藏的问题呢？接下来我就教大家几个简单的方法，帮助女性朋友判断自己是否有妇科病。

第一个方法：我们通过白带来观察。正常的白带是蛋清状透明样，没有臭味，如果白带有异味，比如腥臭、腐臭味，颜色混浊、发黄、发绿、白带夹血或者白带是豆腐渣样，就要考虑是否患有妇科疾病。

第二个方法：通过观察月经。月经周期长短不一、月经量过多、过少，月经沥沥拉拉不干净，痛经严重，出现这些症状可以先做一个妇科 B 超排除多囊卵巢、子宫肌瘤、卵巢囊肿等疾病。

第三个方法：观察外阴部位。大家可以用一面小镜子观察私密部位的皮肤颜色是否有发红、发白，有没有不正常的凸起等。

第四个方法：平躺在床上，去掉枕头，双膝蜷曲，用手指指腹在下腹部按压，由左向右，由上到下，观察是否有疼痛点、异常包块。

这四个方法可以提醒和帮助我们判别妇科病，大家在判断的时候一且发现症状吻合，一定要引起重视。如果有上述症状就要立即就医，在用药的同时配合下面调理的方法。

4. 预防妇科疾病的小妙招

我们女性朋友还可以通过一些中医的办法来进行日常的调理，防患于未然。

4.1 荔枝核蜜饮

准备荔枝核 15 克，蜂蜜 5 克。将荔枝核敲碎后放入砂锅，加入 500 毫升左右清水，浸泡片刻，之后开火煎煮 20 分钟，去渣取汁后装进杯子，等温度凉到 50 摄氏度左右时加入蜂蜜，调和均匀，即可饮用。早晚各 1 次，饭后 30 分钟服用。

荔枝核：我们都知道杨贵妃喜欢吃荔枝，但很多人都不知道荔枝核也是一味中药。荔枝核，有行气散结、祛寒止痛的功效。中医上，还经常将荔枝核和香附一起，用于治疗气滞血瘀导致的经前及经期腹痛或者产后腹痛。

蜂蜜：被称为"大自然最完美的营养食品"，既可以做食品，也可以做良药。具有补中缓急、缓和药性、润肺止咳、滑肠通便、解毒的功效。蜂蜜的主要成分是葡萄糖和果糖，可以被人体直接吸收，所以对体质较弱的人具有很好的保健作用。

荔枝核蜜饮具有理气、利湿、止痛的作用，可以用于缓解慢性盆腔炎、下腹及小腹两侧疼痛、心情抑郁不舒畅、带下量多、痛经等症。但是，容易上火、怕热的人及孕妇和糖尿病患者不要服用。

4.2 蒜薹炒墨鱼

这是一道食疗方，我们需要准备蒜薹、墨鱼、盐、淀粉、料酒、油。先将蒜薹洗净切成小段。墨鱼处理洗净后内侧切连刀，横切 3 条，竖切 3 条，用盐、淀粉浸泡。油锅烧热，用大火翻炒墨鱼加入料酒，炒 1 分钟左右，取出待用。锅内加油，放入蒜薹翻炒变色后加入墨鱼，之后炒熟即可。

蒜薹：性温，有温中补虚、调和脏腑的功效，现代研究显示其有降脂、防癌、杀菌的功效。

墨鱼：又称"乌贼鱼"，性温，具有补益精气、健脾利水、养血滋阴、制酸、温经通络、通调月经、收敛止血、美肤乌发的功效；经常食用对于妇女经血不调、月经延迟、经期延长、水肿、关节痛等症均有良好的效果。

对海鲜过敏、有痤疮、脓肿及湿热盛的人不要服用这道食疗方。

4.3 外治法——擦摩腰眼穴

腰眼穴是经外奇穴，它位于腰部横平第四腰椎棘突下，旁开 3.5 寸的凹陷处，简便取穴方法为双手掌心向腰，食指与腰带上方的交点处即是本穴。

在擦摩腰眼穴前，我们先将双手搓热，放于腰眼处，掌心紧贴腰部，进行上下擦动按摩，每日 2～3 次，每次 50～100 次。腰眼穴下即是肾脏所在之处，且肾喜温恶寒，因此常擦摩腰眼穴，可以起到温煦肾阳、畅达气血、强腰健肾之效，对于女性的月经不调、白带量多、质地清稀及腰痛等问题均可以起到缓解及预防的作用。

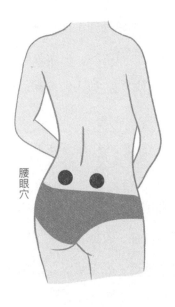

腰眼穴

4.4 外治方——中药熏洗坐浴法

在我的门诊中，治疗大多数妇科疾病的患者时，我都会嘱咐她们在煎药之后不要将药渣扔掉，让她们继续加水煮开，之后将药汁倒进专用的盆里，先用蒸汽熏蒸，等水变温之后再坐到盆里，10 分钟左右即可。

中药熏洗坐浴法是传统的中药外治法，临床应用比较广泛，在《本草纲目》中也记载着大量坐浴熏洗治疗妇科病的方法。坐浴的原理是在熏蒸的过程中利用热效应促进局部的血液循环，并将药物的成分有效地渗透到人体当中，参与血液循环，并迅速有效地渗透到子宫，激活卵巢细胞，防治妇科疾病，使女性更加年轻健康。

我们也可以加入常用的清热解毒、杀虫的药物，如蒲公英、金银花、黄柏、野菊、蛇床子、苦参、丹参、土茯苓等。医生要根据患者的病情选择使用，我让前面提到的那位患者用了这个方法，经过服用中药和中药熏洗坐浴等方法调理，半年后她恢复了健康。

需要注意的是，坐浴的盆子需要个人专用，还要给盆子清洁消毒，在经期、产后 10 天内或者阴道有出血的时候不可坐浴。另外，有伤口时尽量避免坐浴；妊娠期、容易过敏的人禁用这个方法。

5. 女性在日常生活中如何保护自己

第一点，私密部位一定不要用普通沐浴乳来清洗，沐浴乳里的化学成分会对子宫卵巢产生影响。

第二点，女性朋友在选择内衣时，尽量以天然的棉质材料为优选，避免穿一些透气性差的衣物，比如紧身裤、丁字裤等，长时间穿会使外阴部处于闷热潮湿的状态，容易滋生细菌。另外，注意勤换内裤，保持清洁，尤其是出入游泳池、入住酒店等公共场所之后一定要更换。

第三点，除了卫生，营养也很重要，尽量增加各种微量元素的摄入，可以多吃一些五谷杂粮或者带皮的谷物、新鲜的瓜果蔬菜，有助于提高我们身体的免疫力，防止细菌入侵。

最后一点，女性朋友在过了 30 岁以后就要注重体检，很多被忽略的问题都是在体检中被发现的，所以建议定期给自己安排一个健康检查，尤其是妇科检查，可以用妇科 B 超、阴道分泌物涂片，已婚女性也可以用阴道镜检查。

- 结语 -

　　这节我们首先讲了妇科疾病的原因及临床表现。其次我给大家介绍了几个妇科疾病自测方法。最后，我跟大家分享了四个预防妇科疾病的中医调理妙方，分别是荔枝核蜜饮、蒜薹炒墨鱼、擦摩腰眼穴及中药熏洗坐浴法。希望以上内容对您有所帮助，让我们摆脱疾病的困扰，重新恢复健康和美丽！

5

第五章

抗衰老，
综合保养逆生长

越早进入更年期，也就意味着我们衰老得会越快，所以，我们一定要尽早开始对自己进行全方位的保养，让更年期来得更晚一些。在生活中，一定要在心情、饮食、起居等各个方面都注意阴阳的调和，使之平衡，只有这样，机体的新陈代谢才能处于一种相对平和的状态，从而延缓我们脏器的衰老，推迟更年期的出现。

一 阴阳平衡，让更年期来得更晚

很多女性朋友都非常害怕听到更年期。更年期是我们女性生育功能从旺盛走向衰退的过渡时期，在这个过程中，我们的卵巢功能会衰退，各方面的机能会快速下降。

前文说过卵巢是让女性保持青春的根本，一旦卵巢开始退化，就会出现皱纹、皮肤干燥、老年斑等一系列问题，这也是为什么一进入更年期，女性朋友的容颜就会加剧衰老。

虽然我们很害怕进入更年期，但是，随着现在生活和工作压力的不断增大，有些白领女性在 30 多岁就已经出现更年期综合征，甚至停经。通常，我们把这种现象称为"早更"。而越早进入更年期，也就意味着我们衰老得会越快，相信这是每一位女性朋友都不希望发生的。所以，面对这样的情况，我们一定要尽早开始对自己进行全方位的保养，让更年期来得更晚一些。

去年夏天，我接诊了一位 36 岁的女性患者，停经已半年。她的丈夫告诉我，最近妻子的情绪变化很大，天天焦躁不安，动不动就发火，尽管全家人都让着她，还是闹得鸡犬不宁。这位女患者听丈夫这么说，就开始和我哭诉道："韩大夫，也不知道怎么了，这段时间就感觉莫名其妙的烦躁，见谁都不顺眼，我也知道这样不太好，可是控制不住自己。"

我笑了笑，和她解释说："你别着急，最近天气炎热，再加上你月经刚停，体内激素分泌有些失常，容易出现燥热的现象。由于燥热在心中积蓄，阳气格外亢奋，阴气都被压抑得喘不过气来，自然就会烦躁不安了。"

其实，这位女患者的表现，就是典型的更年期综合征。更年期给人的直接印象，就是整个人变得极其难缠和不讲道理。这是由于女性生理构造所致。

在我们的身体里，有两条非常重要的脉络，一条是任脉，一条是太冲脉。太冲脉在中医理论中又被称为"十二经脉之海"，能够调节人体十二条经脉的气血。而维持生殖功能的正常运行，又和任脉关系密切，所以，只有冲、任二脉气血充足，女子月经周期才能正常。

《素问·上古天真论》中有这样一段话说女子："七七，任脉虚，太冲脉衰少，天癸竭，地道不通，故形坏而无子也。"古人探索女性朋友的生理规律，发现女性到了49岁，太冲脉和任脉就开始衰弱，首先就会体现在月经和生殖功能上。在这个时期，女性朋友开始绝经，生殖器官也变得萎缩，丧失怀孕和生育的能力，由于体内激素水平开始下降，就会出现潮热盗汗、失眠多梦、脾气暴躁等各种更年期的症状。

49岁这个年龄的界限是古人在几千年前提出来的，我觉得放到今天已经有些不合适了。因为现代人的生活环境和古代相比，有了翻天覆地的变化，特别是现在生活压力巨大，对女性朋友也是一种摧残，所以很多女性就会提前出现更年期症状。

1. 阴阳平衡对延缓衰老的重要性

如果按照古人的说法，49 岁是女性朋友正常的衰老年龄，那我们如何延缓衰老呢？

根据中医基础理论，女子以阴为主，又依靠阳气的温煦濡养，才能生机勃勃，楚楚动人，而女性提前衰老，进入更年期，大多是因为阴阳不和。阴阳就是人体内部相互对立、相互制约，又相互依存的两种物质。这是从中国古代儒家思想"中庸之道"发展出来的，一切都讲究恰到好处，自然平和。

《黄帝内经》中说"谨察阴阳所在而调之，以平为期"，这句话也是中医对于女性更年期综合征的治疗原则，调和阴阳平衡，使体内五脏六腑功能协调有序，气血顺畅，经脉疏通，全身即可达到一种自然和谐的境界，这时机体的新陈代谢处于一种相对平和的状态，就能够进一步延缓人体脏器的衰老，推迟女性更年期的出现。

2. 如何才能做到阴阳平衡

首先，我们需要从心态上讲究阴阳平衡。《黄帝内经》中就提到"恬惔虚无，真气从之，精神内守，病安从来"，这句话明确地告诉我们，要保持机体的平衡状态，必须在平时的生活中调节我们的内心。

其次，女性朋友要做到起居有常。晚上是人体进行自我休眠调节的时候，有些女性朋友却喜欢晚上不睡，早上不起，完全颠倒黑白，日积月累，身体就会慢慢出现反应，衰老也会提前而至。

最后，也是最重要的一点，就是女性朋友一定要做到饮食有节。所谓的饮食有节，就是提醒大家要注意把握饮食的度，既不过分节食，也不要暴饮暴食，保证健康的、规律性的饮食。为什么要着重提醒这一点呢？因为当今有很多女性朋友在饮食上容易走极端，一部分为了保持身材，盲目节食，这很容易造成人体内环境的变化，使各脏腑的机能处于一种消极怠工的状态，让我们整个人看起来非常憔悴。

还有一些女性朋友则是饮食过量，甚至长期不加节制地进食大量的高热量食品，导致我们体内产生过量的脂肪。这些脂肪堆积在体表，就会造成肥胖；堆积在人体的脏腑，就会出现脂肪肝等疾病；流淌在血液里，就会造成高脂血症、血液黏稠，而这些都会使我们提前衰老。

除节食和过量饮食以外，偏食也是让我们提前衰老的原因之一。《黄帝内经》中说"五谷为养，五果为助，五畜为益，五菜为充"，这句话说的就是人体要摄取多种类的食物，每天至少摄入 25 种不同的食物，才能保证营养的均衡，过于偏食某一种食物，同样会造成机体失衡，出现衰老。

所以，女性朋友在生活中，一定要在心情、饮食、起居等各个方面都注意阴阳的调和，使之平衡，只有这样，机体的新陈代谢才能处于一种相对平和的状态，从而延缓我们脏器的衰老，推迟更年期的出现。

对于更年期，如果症状影响了正常的生活和工作，应及时就医。但是在临床上很少采用西药进行治疗，大多采用心理开导疗法，中医可以通过药物及食疗的方法，来缓解更年期的症状，甚至推迟更年期的到来。

3. 推迟更年期到来的妙方

3.1 合欢茶

具体做法：需要准备合欢花、白菊花各 5 克，绿茶 1 撮，放入保温杯中，用沸水冲泡，代茶饮。

合欢花：能够安五脏，和心志，悦颜色，在强身、镇静、安神、美容方面都有很强的功效。

白菊花：具有疏散风热、平肝明目、养肝护肝、清热解毒的功效，能够有效祛除肝火，平衡阴阳。

绿茶：性微寒，味甘，具有清头目、除烦渴、化痰消食、利尿消肿、清热解毒的功效。由于它是未经发酵制成的茶，保留了鲜叶的天然物质，因此含有叶绿素、氨基酸、维生素等多种营养成分。

经常喝这道茶饮，能够安神宁心，缓解胸闷烦躁、失眠多梦等症状，还能够美容养颜。脾胃虚寒、腹泻、心动过速者和孕妇禁用。

3.2 武则天的驻颜名方——则天女皇茶

平时我们可以多吃一些对皮肤有益的食物，帮助延缓皮肤的衰老，进而延缓更年期，因此，我推荐的第二个方法就是一道对皮肤有益的茶饮。因为是女皇武则天使用过的驻颜名方，所以，也称为则天女皇茶。

具体做法：准备益母草 10 克，滑石和绿茶各 3 克，先将益母草和滑石用水煎，去渣留汁，然后用 350 毫升的汁水冲泡绿茶，冲至味淡。

益母草：能够改善微循环障碍、促进血液循环、调理气血、养颜补血。

滑石：味甘、淡，具有利尿通淋、清热解暑、祛湿敛疮的功效，还能保护皮肤黏膜。

绿茶的功效已经讲过，其富含的天然营养成分，对防止衰老具有特殊效果，是其他茶类所不及的。

经常喝这道茶饮，具有润肤祛斑、消除皱纹的功效，能够有效缓解面色晦暗、皮肤干燥、皱纹增多、黑斑等颜面问题。但脾胃虚寒、腹痛腹泻者注意不要服用。

3.3 甘麦大枣粥

这道食疗方出自《金匮要略》中的一道汤剂，叫作甘麦大枣汤，我将汤改成粥，方便我们自制食用。

具体做法：准备小麦、粳米各 50 克，大枣 3 枚，甘草 5 克。食材准备好以后，先把甘草煎一煎，去掉渣，然后在锅中加水，放入粳米、小麦及大枣熬成粥，每天空腹吃 1 次。

小麦：性凉，味甘，具有养心除烦、健脾益肾、除热止渴的功效，另外，小麦中富含 B 族维生素和矿物质，对人体健康也很有益处。

甘草：具有补脾益气、润肺止咳、清热解毒的功效，女性朋友多吃一些甘草，还能促进雌激素分泌，从而防止更年期综合征出现，但是有浮肿者慎用。

大枣：具有健脾益胃、益气补血、养心安神的功效。

清朝医学家尤怡曾说过:"小麦为肝之谷,而善养心气;甘草、大枣甘润生阴,所以滋脏气而止其躁也。"因此,经常吃这道食疗方,能够益气安神、滋补阴气、缓和情绪。脾胃湿热、消化不良、腹胀及糖尿病患者不要服用。

3.4 红豆莲子粥

我推荐的第四个方法也是一道简单、易做的粥方,叫作红豆莲子粥。

具体做法:准备红豆 50 克,莲子 10 克,大米 100 克,冰糖 5 克,先将红豆淘洗干净,浸泡 3 小时。然后在砂锅中加水,烧开以后,放入红豆、莲子、大米,用大火煮沸,再转用小火煮熟。也可加入适量的冰糖,再用小火煮 2 分钟,即可食用。

红豆:具有清心养神、健脾益肾、通气除烦的功效,古代医家李时珍将它称作"心之谷"。红豆的营养成分非常丰富,富含淀粉、蛋白质和维生素 A、维生素 B 及纤维素,对于女性来说,经常吃红豆不仅能延缓衰老,还能帮助我们拥有好气色。

莲子:具有补脾止泻、益肾固精、养心安神的功效,尤其在驱除五脏之火方面的疗效非常显著。

红豆莲子粥既能清心火,又能行气补血,调和阴阳,尤其适合心血不足的女性朋友食用,但不适合脾胃虚寒、腹泻、腹痛者服用。前文那位患者除用中药调理外,我还让她用这个粥进行了调理,两个月后,她的月经正常了,情绪也稳定了。

以上就是四个针对更年期的调理妙方,这里也要提醒各位女性朋友:

除坚持食疗以外，学会控制情绪，放平心态，对于缓解更年期症状也是非常有益的，如果这二者大家都能做到，相信更年期的烦恼一定会烟消云散。

- 结语 -

这节首先讲了女性朋友为什么会进入更年期；其次，还讲了女性朋友要想让更年期来得晚一些，就要保持阴阳平衡；再次，讲了如何保持阴阳平衡；最后，我分享了四个能够缓解更年期症状，甚至推迟更年期到来的食疗方，分别是合欢茶、武则天的驻颜名方——则天女皇茶、甘麦大枣粥和红豆莲子粥。

二 双手拂面，穴位按摩帮你驻颜

本节将从穴位按摩的角度，讲讲如何抗衰老。

其实，现在很多美容院，都在利用穴位按摩的方法，帮助女性朋友调理肌肤，也有许多按摩的小工具，当然，都价格不菲。现在，我就教大家使用几个中医的常见穴位驻颜，不仅省钱，而且简单有效。

去年，我曾和几位女性朋友在一起聚会，有一个在报社工作的朋友说我看起来像刚过 40 岁的人，问我保养得这么好，用了什么秘方。我笑着说："有什么秘方啊？生活规律，休息好，再配合按摩就可以了。"她叹了口气，开玩笑地说："臣妾做不到啊！每天能按时下班就不错了，晚上把孩子哄睡着，还要再加班，或者充充电，根本休息不好啊！至于按摩，平时也没有时间呀。"

她的一番话确实能体现现在多数女性的状态——每天除要忙工作外，还要操心孩子，同时还要处理家务事，留给自己的时间并不多。节奏快、压力大，已经成为现代女性日常生活的主旋律。但是，时间是不等人的。

衰老是一个综合的过程，抗衰老也是，不仅需要我们利用一些养生方法，比如食疗、按摩，同样也需要日常生活中，注意规律和节奏，特别是对于女性来说，不能给自己太大压力，要留出时间给自己。

1. 面部衰老的原因

具体原因有三个：一是不规律的休息和缺乏保养；二是气血不足，面部失去滋养；三是津液匮乏。

我们先来看第一个原因。《黄帝内经》中说女子"五七，阳明脉衰，面始焦，发始堕；六七，三阳脉衰于上，面皆焦，发始白"。意思是说，女子35岁以后，随着阳明脉衰弱，身体的各项机能都开始衰退，首先从面焦和发枯开始。

其中的"焦"包含两个意思。一个是焦黄，也就是女性朋友面部皮肤从以前的水润亮泽变得萎黄，成为名副其实的黄脸婆，并且开始长出各种色斑。"焦"的另一个含义就是焦枯，女性朋友的面部皮肤在这个时候失去滋润，变得干枯、干燥，并且出现皱纹。而女性朋友到了42岁，三阳脉逐渐衰退，皱纹和斑点就会变得更多，也就是"面皆焦"了。

我们经常会说"睡个美容觉"，美容觉的时间是指晚上的11点至次日凌晨1点，这段时间本应是修养身体的时间，是气血调和、蓄积能量、新陈代谢的最佳时机。但是，很多女性朋友，就像我那位在报社工作的朋友一样，连最基本的睡眠都无法保证，又如何去和时间抗争呢？所以长期投入繁忙的工作和家庭生活中，缺乏休息和保养是加剧现代女性衰老的第一个原因。

第二个原因：气血不足，面部失去滋养，也会使女性提前衰老。当阳明脉和三阳脉开始衰退时，就会导致我们的气血不足，这会导致我们面部失去滋养，提前衰老。

在中医经典中有"驻颜当以益气血为先"的说法，气血通畅，女性朋友的皮肤就会红润光泽，我们在生活中，也常常用面如桃花来形容漂亮的女性朋友，说她们的肤色像桃花一样粉嫩光润，这就是体内气血充盈的外在表现。

《黄帝内经》中提到女性朋友面焦、发堕主要与阳明脉和三阳脉开始衰弱有关。阳明脉是足阳明胃经的名称，三阳脉则包含手三阳和足三阳六条经脉，手三阳分别是手阳明大肠经、手太阳小肠经和手少阳三焦经，足三阳则是足阳明胃经、足太阳膀胱经和足少阳胆经。

我们的头面部是诸阳之会，诸多阳经都上于面部，我们肌肤的健康得益于它们的气血滋养。如果它们的脉道空虚，气血就到达不了面部，就会导致面部得不到足够的滋养和温煦，面色也就变得憔悴了，于是出现各种衰老的问题。

第三个原因：津液匮乏，也会导致面无光泽。有句话叫作"男子养精，女子养津"，非常恰当地概括了女性朋友体质属阴，并且需要津液濡养的特点。津液是机体内一切正常水液的总称，也是血液的重要组成部分，与营气一起共同流注于血脉之中，循环运行于全身，发挥着滋润濡养的作用。

津液的滋润濡养功效，主要取决于津液中含有大量的水分和营养物质，从五脏六腑到皮肤毛发，全都需要津液的滋润濡养，有些女性朋友在 30 岁之后，皮肤变得干燥、有皱纹，主要就是因为津液虚损过度。

因为从本质上讲，皮肤出现皱纹和细胞的水分有关系，皮肤的角质层可以从体外吸收水分，让皮肤处于一定的湿度下，皮肤的湿度保持在

10% ～ 20% 是最佳的状态，如果低于 10%，皮肤就会显得粗糙松弛，久而久之就会形成皱纹。

中医认为"脾为肺之母"，脾为土，肺为金，土生金，这体现了脾、肺之间的密切关系。虽然"脾喜燥恶湿"，但其中的"燥"也是有限度的，并不是一味地干燥，如果过于"燥"，就会损伤肺脏，导致子病及母，使脾胃受损，脾胃为气血生化之源，一旦受损，又会导致我们气血不足，加快我们面部皮肤的衰老，最终陷入一个死循环。

在中医里有两大药库：一个是大自然药库，就是中草药；另一个是人体药库，就是人体的经络。我在日常生活中，经常会通过按摩穴位来进行保健。

2. 日常可用的保健方法

2.1 传承千年的抗老操

第一个方法，非常简单，只需要用双手拂面就可以，这种方法也被称为干洗脸。别看这个方法很简单，却已经传承了千年，在唐代药王孙思邈的《千金要方》和《千金翼方》中，把养生归纳为十法，其中就提到摩头面的方法，书中记载"摩掌令热以摩面，从上向下二七过，去肝气，令人面有光……"，其中"肝气"是指面部枯黑之气，也就是说我们常用双手按摩面部可以帮助我们祛除枯黑暗黄之色，使我们容光焕发。

我经常会在睡前抽出几分钟的时间，用双手拂面，但是我的方法和上面古书中提到的操作方法，略有不同。

首先，我们要清洁自己的双手，然后进行摩擦，直到双手微微发热。

然后，从法令纹开始，沿着鼻根部，按摩到鼻翼两侧，再到眉毛，最后到前额，顺序是从下往上，一次做完。接下来，再按照从内到外的顺序，顺着法令纹向外侧开始按摩，一直到耳根位置，最终确保双手摩擦的范围，能够包括颜面部的每一寸地方，用力均匀柔和，以微微发热为度。

长期双手拂面，能够加速血液循环，保持气血旺盛，使面部皮肤光滑细腻，不生色斑，还可以减少皱纹，使容颜变得年轻貌美，这也是女性朋友最容易掌握的驻颜之法。

双手拂面之所以会产生这样的功效，主要是因为手三阳经和足三阳经都到达颜面部。我们把双手互相摩擦，搓热了之后，放在颜面部，温润了这些经脉，从而保证气血的运行通畅，并且我们手掌上的三条阴脉和阳脉在上肢相表里而行，它们和面部的阳经相互沟通，阴阳调和，从而加强美颜的效果。

《灵枢经》中说"耳者，宗脉之所聚也"，搓耳朵能够让我们神清气爽，容光焕发，耳聪目明。随着时代的发展，我在原有的拂面方法上增添了搓耳朵的步骤。女性朋友可以用双手食指和中指，捏住耳郭，沿着耳郭后沟自上而下摩擦耳朵，在耳垂部停顿一下，轻轻地挤捏，使耳郭的皮肤略微发烫，微微发红为宜。

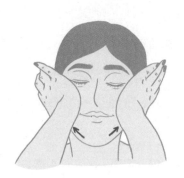
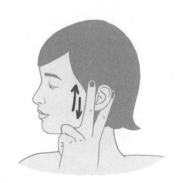

2.2 敲打大肠经和胃经

除了双手拂面，在生活中，我还经常做一些敲打的动作，主要是刺激大肠经和胃经，这也是我推荐的第二个方法。

首先，敲打双臂的大肠经，我们的手臂自然下垂，掌心朝前，手臂的外侧从肩部一直到手，就是大肠经。我们将右手握成空拳，对左手手臂的大肠经自上而下地敲击，然后再换左手，去敲打右臂，两侧手臂各自敲打5次。因为大肠经循行直通面部和鼻翼，有助于毒素的排出，可以防止面部出现斑点。

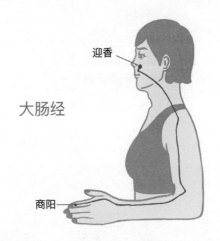

其次，我们要敲打另外一条经脉，就是胃经，从锁骨下，顺两乳，过腹部，到两腿正面，一直敲到脚踝，敲打胃经时可稍用力。面部的供血主要靠胃经，所以颜面的光泽、皮肤的弹性，取决于胃经的供血是否充足。

最后，我们还可以用双手的手指尖敲击头部，从额头开始，顺着发际线从两侧敲击到后面，通过刺激头部，使污浊从穴位和毛孔排出。如果想增强疗效，可以采用"鸣天鼓"的方法，就是用双手的掌心捂住双耳，然后用食指和中指敲击后脑勺，能够提神醒脑，疏通经络，使气血运行通畅，不仅能够美颜，还能让头发变得乌黑亮丽。

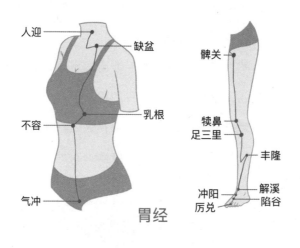

胃经

2.3 按揉承浆穴

除了以上两个我常用的保健方法，我再给女性朋友们推荐一个能够生津敛液、舒筋活络的方法，就是按揉承浆穴。

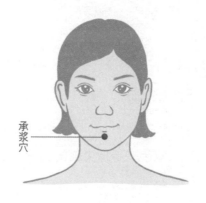

承，有承受之意；浆，就是指嘴里的唾液。因为这个穴位在下唇正中间的凹陷处，口中唾液在这里储存，因此该穴被称为承浆穴。

承浆穴是任脉与足阳明胃经的交会穴，每天用大拇指按揉这个穴位200次，或者按揉3～5分钟，长期坚持，能够生津润肤，使面色红润，并延缓衰老。

2.4 叩齿咽津法

我推荐的第四个方法，是一个能够生津液的小方法，叫作叩齿咽津法，据说是老子的养生法，被孙思邈发展和完善，这个方法特别适合津液亏虚的女性朋友使用。

在中医界传颂着一句顺口溜"白玉齿边有玉泉，涓涓育我度长年"，说的就是这个方法，很多老中医都用这个方法来延年益寿，美容养颜。

进行叩齿咽津时，女性朋友要保持精神状态的放松，不要化妆，保持素颜，最好在刷牙漱口之后进行。

首先，我们微微闭上口，放空思维，不要想任何事情。然后，上下门牙慢慢地相互叩击，微微发声，节奏有致，叩36次后结束。接下来，用舌头在口腔内搅动，先上后下，先内后外，搅动数次。最后，用舌尖抵住上颚。这时候，口腔内聚集了大量的唾液，千万不要吐出，分成多次，小口咽下。

这个方法可以帮助我们滋生津液，使津液在体内迅速地循环流动，起到良好的滋养濡润的效果，具有滋阴养颜、抗衰老的作用。

以上就是推荐给大家的四个延缓衰老的穴位按摩方法。古人善于运用经络、穴位来养护自己的肌肤，而现代人似乎已经遗忘了这些。其实，当我们肌肤出现问题时，不一定需要打针吃药或者用昂贵的化妆品，有时候只需要按摩一下穴位，就能够让肌肤白嫩亮泽，延缓衰老，因为每个穴位都是一味人体良药。

- 结语 -

这节首先讲了女性朋友面部衰老的原因：不规律的休息和缺乏保养、气血不足和津液亏损，都会使我们面部失去滋养，提前衰老。其次，我分享了四个日常保健的小方法，分别是传承千年的抗老操、敲打大肠经和胃经，以及两个生津润肤、延缓衰老的方法，分别是按揉承浆穴和叩齿咽津法。

三 三焦经通畅，女人不老

三焦经上，暗藏着女人的不老秘方。中医认为衰老和三焦有很大的关联，三焦通畅可以帮助我们延缓衰老。

中医里有个特殊的脏腑概念——三焦，它在西医里没有对应的脏器，是中医所特有的。三焦分别是上焦、中焦、下焦，横膈以上的部位为上焦，包括心、肺和头面部；横膈以下到肚脐以上的部位为中焦，包括脾胃、肝胆；肚脐以下为下焦，包括肾、大肠、小肠和膀胱。三焦是六腑之一，也是人体最重要的一个脏腑，关于三焦有很多种学说，最主流的一种就是认为三焦是各脏器之间相互联系、相互沟通、相互影响的通路。

1. 三焦的作用

《难经》中有"三焦者，水谷之道路，气之所终始也"，意思是说三焦是气升降出入的通道，也是全身水液的通道。全身气机的升降起伏，血液精微的输布，津液的排泄，都需要三焦的通畅。"三焦通，则内外上下皆通也"，只有三焦的功能正常，人体才可以正常地进行新陈代谢，激活人体的活力，让我们身体健康、延缓衰老。相反地，如果三焦有一个地方不通畅，全身的气机、水液代谢也都会出现问题，就会对身体健康产生影响，就会加速衰老。

2. 三焦不通的原因

老百姓常说"三焦不通，百病丛生"，那么导致三焦不通的原因有哪些呢？三焦不通大多与痰湿、肝郁气滞、气虚血瘀有关。

首先来说痰湿，这又要说到我们的生活习惯了，现在很多人爱吃火锅、烧烤等辛辣刺激的食物，喜欢喝冷饮，但又不爱运动，所以很容易影响脾胃的运化，造成体内痰湿的生成。"脾为生痰之源"，意思就是痰湿体质的形成多和脾胃运化失调有关。痰湿容易在体内堆积，阻滞经脉，影响气血运行，就会出现三焦不通畅，这是第一个原因。

第二个原因是肝郁气滞。现代人工作压力大，常会情绪不佳，这种情况下就容易出现肝郁气滞，造成全身气机不通畅，从而引起三焦的功能障碍，表现为胸闷、腹胀、胁肋疼痛等症状。

第三个导致三焦不通的原因是气虚血瘀。如果我们身体比较虚弱，脾胃功能失调或者是慢性疾病消耗就很容易导致气虚的出现，我们常说血液的运行是靠气的推动，而气虚就会无力推动血液的运行，引起三焦的经脉不通。所以痰湿、肝郁气滞、气虚血瘀这些都是导致三焦不通畅的原因。

3. 三焦经不通畅的表现

三焦不通可能会出现偏头痛、头晕、耳鸣、胸闷、口臭、口干舌燥、睡眠欠佳、上热下寒等症状，此外还会出现手足怕冷、倦怠、皮肤过敏、关节酸痛、乏力、腹胀、食欲不振、小便不利、排尿或排便困难、月经失调、妇科炎症等症状。

同时，三焦经主一身之气，《黄帝内经》中记载"百病生于气也"，所以当三焦经不通畅时，气机不畅就会引发各类情绪问题，比如情绪抑郁、失眠、烦躁易怒等。最后，最重要的一点，也是我们今天一直在说的，三焦不通还会导致我们出现记忆力下降、肌肉松弛、皮肤皱纹等一系列衰老的症状。

所以，女性朋友们一定要注重三焦的保护与调理，它的正常运转不仅与我们的身体健康息息相关，更影响着我们的青春美貌。

4. 调理三焦、延缓衰老的方法

接下来，就从保健、按摩及功法等方面给大家介绍几个调理三焦的小方法。

4.1 按捏腋窝保健法

腋窝就是我们常说的"胳肢窝"，也被叫作"人体三大保健特区之一"，腋窝内有重要的神经、血管通过，同时还有丰富的淋巴结群，是手厥阴心包经所过之处，三焦经与心包经相表里，因此按捏腋窝也可以疏通三焦经的气血，起到舒筋活络、调和气血、延缓衰老的作用。

具体操作方法：身体放松，取舒适的坐姿，左右臂交叉放在胸前，用左手按捏右侧腋窝，右手按捏左侧腋窝，有节律地轻轻拿捏腋下的肌肉，按照从内侧向外侧，从下到上的顺序，早晚各1次，每次按捏5分钟。按捏时一定要注意力度适中，不可以暴力挤压。

经常按捏腋窝可以促进体液循环，让全身器官享受养分；增加肺活量，提高呼吸系统功能。如果体内有火气产生，比如出现口干舌燥、口腔溃疡、小便黄赤、大便干燥、心烦胸闷等症状，也可以用手掌拍打腋窝，每次拍打100次左右，用力不宜过度。

除此之外，在腋窝处还有一个很重要的穴位，就是手少阴心经上的极泉穴。该穴在腋窝顶点，为心经的最高处，局部凹陷且易出汗，犹如山间泉水，灌溉滋养心经，因此称为"极泉穴"，它的定位是在腋窝顶点的腋动脉搏动处。经常按揉极泉，有宽胸宁神的作用，对心血管疾病、乳腺疾病、胁肋疼痛、肩臂疼痛、咽干口渴都有一定的疗效。

同时，心经气血充足就会使我们面若桃花，因此爱美的人要经常按捏腋窝，在提高免疫力的同时，对疏通三焦、防病养生、抗衰老也有很大的用处。

孕妇及患有严重的心脑血管疾病，肿瘤有淋巴转移、淋巴结肿大的人不宜使用此方法。

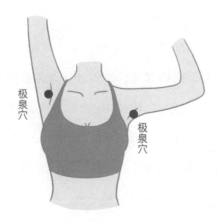

4.2 八段锦

祖先为保养三焦特意发明了功法"八段锦"，以调和阴阳、通理三焦为主旨，可以帮助我们柔筋健骨、养气壮力、协调五脏六腑。在之前的章节我介绍了八段锦的第一式，在这里我根据八段锦和其他气功的特点，总结改良了一套更加容易操作的方法，这个方法通过临床检验，疗效甚佳，推荐给广大的读者朋友们。

第一步，穿一些宽松的衣物，方便后面的动作，室温控制适宜，避免着凉感冒。身体放松，双脚分开，与肩同宽，两手怀抱轻握放在小腹上，上臂呈自然下垂的状态。深吸气，满吐气，眼睛闭上，思想放空。

第二步，身体微微前倾，双脚后跟离地，当身体达到最高点的时候停顿几秒，然后落下，双手由抱住小腹的姿势变成向前搂抱的状态。刚开始做的时候会很不适应，脚尖着地的时候根本无法控制身体的平衡，时常练习即可克服。离地 20 次之后，可以休息 5 分钟。此时口唇紧闭，牙齿轻叩，促进唾液分泌，当津液满口的时候分 3 次小口咽下。休息的同时，双手放下至腹部，手心对准丹田（肚脐下 1.5 寸）轻微地震颤。

第三步，双手手指互相交叉，曲肘抬臂，掌心朝内，缓慢上移至膻中穴（双乳头连线的中点），口鼻做最简单的呼吸吐纳，向上移动的时候深吸气，手臂放松向下运动的时候向外呼气。连续做 12 次之后，双掌内收至膻中穴，做轻微的震颤动作，这样可以起到舒理上焦的作用。

第四步，双手分开，掌心朝外，虎口朝上，缓慢地向外侧做上、外、下、内的画圈运动，重复12次，然后双手叉腰，左右缓慢地扭动，扭动的同时头部跟随腰部左右晃动，当身体微微发热出汗的时候，叉腰的双手尽可能地向上，从肋弓处向下抚摸，连续做12次。

最后，舒理下焦。坐在椅子上，双手自然放在大腿上，虎口分开，掌心紧紧贴合大腿肌肉，自上而下，一直将到脚踝处。连续按摩12次之后，双手握成空拳，在足三里处轻轻地叩击，左右同时叩击12次，双腿放松，分别向前做蹬腿动作。

4.3 按揉内关穴

内关穴是人体自带的"不老穴"，是手厥阴心包经上的常用穴位，内关穴位于前臂正中，腕横纹上2寸（也就是腕横纹上3横指）。《针灸甲乙经》中说"心澹澹而善惊恐，心悲，内关主之"，意思是说，如果觉得心慌、胸闷、胸疼、心不停跳动或者感觉到害怕、伤心难过的时候，可以用内关穴，因此内关是治疗内脏疾患的要穴，同时它也是我们临床中常用到的急救穴位。

本穴是八脉交会穴之一，与阴维脉相通，它也是心包经的络穴，能够联络上、中、下三焦，具有补益气血、安神养颜之效，可以有效地延缓衰老。所以爱美的人可以通过按揉内关来调理三焦，我们可以用左手的拇指尖按压在右手的内关穴上，左手食指压在同侧外关穴上（外关穴是手少阳三焦经上的穴位，在手背腕横纹上2寸的位置，和内关穴相对），按揉5～10分钟，每日两次。

此外，内关穴还可以治疗偏头痛、中风、失眠、癫狂等病证，在头晕、晕车、晕船及心绞痛发作的时候也可以用指尖掐按内关穴 2 ～ 3 分钟，可以有效地缓解症状。

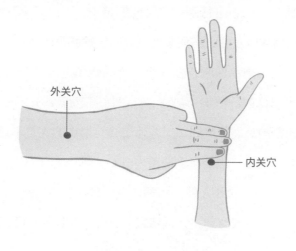

外关穴

内关穴

4.4 三焦经按摩刮痧法

　　手少阳三焦经是十二经脉之一，简称三焦经。三焦经起自无名指的外侧端，向上到无名指和小拇指之间，沿着手背向腕部循行，之后经过手臂外侧的尺骨和桡骨之间到达肘尖部位，沿着上臂到肩部，在大椎穴的位置和督脉相交会；再从足少阳胆经之后向前到锁骨上窝的位置，分布在两乳头之间的膻中穴，让气血在心包的位置联络布散，向下走，横穿膈肌，让气血在整个三焦流通。

　　三焦经的穴位主要治疗头部、耳部、咽喉及胸胁的疾病，如头晕、耳鸣、咽痛、胸闷、胃痛、腹胀、黄疸等疾病，我们日常可以用按摩锤经常敲打，或在三焦循经上重点穴位点按。每天按摩敲打 15 分钟左右，或者可以用刮痧的方法给三焦经进行排毒疏通。

人们常说"刮痧抗衰老，越刮越年轻"。刮痧的具体操作方法是先在刮痧的部位涂抹刮痧油，或者凡士林等油性物质，保护皮肤以防止刮伤，之后用刮痧板从上向下进行刮痧，方向要单一，不可以来回刮，注意用力均匀适度，当皮肤发红、出现紫色瘀点的时候就可以了。

刮痧之后注意防寒保暖，在 6 小时之内避免洗澡，防止感冒。刮痧可以很好地排出体内的湿毒、热毒，可以每周进行 1 ~ 2 次。但是身体虚弱的人、经期前后、孕产妇、刮痧处皮肤有损伤的人是不适合刮痧的。

经常按摩、刮痧三焦经可以调节内分泌，排出身体毒素，疏通经络，增加自身的免疫力，除此之外，刮痧还可以延缓皮肤细胞的老化，让皮肤润泽细腻，促进血液流动，有延缓衰老、美容养颜的作用。

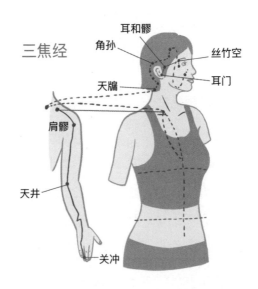

以上就是调理三焦、预防衰老的方法，这些方法可以有效地调理三焦，缓解人体的疲劳、乏力等症状，配合功法可以放松心情、美容养颜、延缓衰老，特别适合女性朋友使用。

　　这节我讲了三焦的作用，以及三焦不通的临床表现和原因，还分享了四个预防衰老的方法，分别是按捏腋窝保健法、调理三焦的八段锦、按揉内关穴及三焦经按摩刮痧法。都说调理三焦可治疗百病，希望可以通过这些方法让我们远离疾病的困扰并保持冻龄不老。

四 调理肾精生髓，你也可以慢衰老

在现实生活中，我们会发现一个奇怪的现象，有些女性朋友已经40多岁，却能够逆龄生长，看起来好像20多岁。而有些女性朋友刚刚30岁，却衰老得很厉害，看起来就像四五十岁，为什么会产生这么大的区别呢？

其实，一个人是否会提前衰老，除先天因素以外，后天的精心调理和保养也是非常重要的。年轻的时候，大家都是青春靓丽，差别并不大，但是一过了30岁，就能够看出后天保养的重要性。

除了我们前面说的卵巢，还有一个器官可以说是女性朋友健康美丽的发动机，它就是肾。我们只要把它调理好了，就能够延缓岁月的冲击，让我们魅力永驻。

1. 肾的重要性

首先我们来谈一谈肾对于女性的重要性。

一般提到养肾、补肾，大都认为这是男人的事，其实并不是这样的。

在女人的一生中，比男人多了经、带、胎、产等"超支环节"，而且现代女性的职场、家庭压力一点也不比男性少。所以，女性伤肾、早衰的风险非常大。

在西医理论中，肾脏就是一个能够排泄毒素和代谢产物的器官，具有调节水、电解质、酸碱平衡等作用。而在中医理论中，肾则具有很多功能，比如肾主藏精、主生长发育、主水液、主纳气、主骨生髓、开窍于耳及二阴、其华在发等。由此可见，中医所说的肾，涉及人体的生殖、泌尿、呼吸、骨骼等多个系统、器官，是一个很宽泛的概念。

明代医家张介宾曾说过"人之初生，先从肾始"，肾为"先天之本"，是父母之精交媾而成。我在前文中多次提到，肾主藏精，人体的生长发育、衰老病死，都和"精"密切相关，它是人体生理机能维持的基本物质。

另外，女性的阴道、肛门等器官均为肾之窍，所以，女性的生殖功能也是由肾所统摄的。由此可见，肾对于女性朋友来说是非常重要的。

在生活中，我们却经常做出一些伤肾的行为。首先，就是不规律的作息，比如有些女性朋友喜欢熬夜，长时间的熬夜必然会导致肾精的损耗，对我们的身体造成影响，因此，熬夜就相当于在"熬命"。

也有一些爱美的女性朋友喜欢穿露脐装，把腰部露在外面，中医认为"腰为肾之府"，而肚脐为神阙穴所在处，衣不避寒不仅会引起宫寒，还非常伤肾。还有一些女性总是生活在恐惧中，而"恐则气下"，就会导致肾气不能够向上滋养，而向下疏泄。

最后，有的女性朋友很少喝水，或者经常憋尿或者纵欲无度等，这些行为都会使我们的肾受到损害。

2. 肾气不足和肾精不足会导致肾虚吗

肾受到损伤就会出现肾虚，而导致肾受损的主要原因就是肾精不足和肾气不足。

我们先来说肾精。肾精就是我们人体的本源物质，一方面来自父母，这属于先天之精，相当于人体的"固定资产"。有的人肾精充足，算是"富二代"；有的人则肾精孱弱，但也不要紧，因为我们还能够从后天的饮食中摄取营养，通过脾胃化生出后天之精。先天之精和后天之精相结合，就形成我们的肾精，并被封藏于肾中。那些肾精充盈的女性朋友不仅体力好，脑力也好，而且元气充足，容颜不老。

但是如果肾精不足，就会影响到骨骼和生育，导致骨骼、牙齿出现各种问题。比如，有些女性朋友才三十多岁，就出现骨质疏松的问题，并且开始掉牙齿；再比如，有些女性朋友不容易受孕，即使怀上了，也容易流产，或者出现耳鸣、耳聋等提前衰老的症状。

那么，肾气又是什么呢？肾气是由肾精转化而来的，也就是肾之精气。"肾气"这个词在《黄帝内经》中多次出现，而且在概念和功能上也非常明确。比如提到女性时，说："女子七岁，肾气盛，齿更发长；二七而天癸至，任脉通，太冲脉盛，月事以时下，故有子……五七，阳明脉衰，面始焦，发始堕。"意思是说，小女孩七岁的时候，肾气开始旺盛，这时候她们会换牙，头发也长得更快；十四岁的时候，任脉通，太冲脉盛，开始有了月经，能够怀孕生育；三十五岁以后，随着肾气的衰退，女性的身体开始走下坡路。

如果肾气虚弱，我们就会出现腰膝酸软、尿频的症状，白天喝一点水，很快就要排泄出去，或者夜尿变多，一晚上要小便四五次。有些女性朋友活动一会儿就会气喘，记忆力也开始减退，头发变白，脸色变得暗淡无光，这些都是肾气虚弱的表现。

所以，女性朋友不要只是哀叹青春已逝，如果想要让衰老来得慢一些，首先就要把肾养好，从而找回青春和美丽。

需要注意的是，肾中精气分为两种相反的物质，分别是肾阳和肾阴，它们的作用各不相同。肾阳对全身脏腑组织起到温煦和推动作用，封藏和制约阴寒。肾阴则对全身脏腑组织起到滋润和濡养的作用，一旦两者的平衡被打破，我们就会出现肾阳虚或肾阴虚。

肾阳虚的女性朋友，通常会表现出精神萎靡、面色苍白、畏寒肢冷等症状。肾阴虚的女性朋友，则会出现形体消瘦、耳鸣目涩、口干舌燥等症状。针对肾阳虚，我们应该采取温补肾阳的方法；针对肾阴虚，我们则要采取滋阴益肾的方法，所以在治疗肾虚时，我们要辨证施治，对症下药。

3. 让女性青春永驻的妙方

3.1 止痛养脑妙方——大雄丸

中医认为脑为髓海，如果肾气不足就会出现头痛的症状，所以这里给大家带来一个治疗头痛的妙方——大雄丸。这是我的师爷叶心清先生传授下来的方子。

具体做法：取天麻 10 克，川芎 10 克，冷水泡 15 分钟，大火煮开，小火煮 20 分钟后即可饮用。

川芎：有活血行气、祛风止痛的功效。现代药理研究显示川芎可以增加冠状动脉血流量，保护心肌缺血，改善脑循环、脑缺血及微循环障碍，也可以抑制肿瘤的扩散。

天麻：有调节免疫力、降压、抗炎、镇痛、镇静的作用，此外还可以抗衰老、提高记忆力、改善睡眠。

大雄丸可以用于各种头痛，尤其是感受风邪、肝阳上亢、气血失调、虚劳、疲倦引起的头痛。体质虚弱或者产后体虚的人也可以在大雄丸的基础上加入西洋参 2 克，一起煮水喝，连服一周。

需要注意，容易上火及口舌生疮的人不要服用。

3.2 滋阴驻颜汤

这个方法是一道食疗方，比较适合胃肾阴虚引起口干舌燥、咽干、便秘、身体缺乏津液等症状的朋友食用，经常喝这道汤还有滋阴养颜、提高免疫力、抗衰老的功效。

具体做法：准备樱桃 20 个，竹荪 5 克，荸荠 8 个。首先将竹荪切段，荸荠去皮切块，然后在锅中加入 300 毫升左右的水，大火煮开后将竹荪、荸荠一起放入锅中，开小火煮 15 分钟左右，再加入樱桃，开锅后即可服用。

樱桃：具有补益脾胃、滋养肝肾、涩精止泻、祛风湿的功效。常服用樱桃可以补充铁元素，促进血红蛋白的再生，防治缺铁性贫血，增强体质，健脑益智。另外，它含有的花青素具有很强的抗氧化作用，可以促进血液循环，帮助尿酸排出，缓解痛风、关节炎的疼痛。而且樱桃中含有的褪黑素具有抗衰老的作用，是美容养颜的食品之一。

竹荪：被称为"菜中珍品"，有补气养阴、清热利湿、润肺止咳的功效。竹荪中氨基酸、维生素及微量元素的含量都很高，可以增强人体的免疫力，延缓衰老，减少体内的脂肪，还有降血脂及减肥的作用。

荸荠：在北方被称为"江南人参"，具有清热化痰、开胃消食、生津润燥、通便止咳、明目醒酒的功效。现代药理研究发现它可以促进人体的生长发育，也可以促进体内糖类、脂肪、蛋白质三大物质的代谢，调节酸碱平衡，还有抗菌、抗肿瘤的功效。

需要注意，容易过敏、肠胃敏感的人不适合服用。

3.3 外治法——颈椎保健操

中医认为肾主骨生髓，颈椎腰椎的问题大多数与肾气相关，所以保护颈椎腰椎的同时也是在保护肾气。俗话说颈椎不好，全身遭罪。现在有很多上班族由于长时间一个姿势工作，颈部肌肉得不到放松，时间久了就会造成颈部血液不流通，出现头晕、恶心、肩颈痛的症状。

给大家带来一个简单的颈部保健操。第一步：站立位，双手自然下垂，全身放松，上下耸肩 30 次；第二步：前后绕肩 30 次；第三步：头部尽量后仰，然后缓慢下垂到下巴触及胸部，做 10 次；第四步：左右缓慢转头 10 次；第五步：用下巴在空中画"∞" 10 次；最后一步：双手从后向前向上举，最后双手再回到下垂位置，做 10 次。

这个颈椎保健操建议大家每天做3组。经常做可以加速颈部血液循环、解除肌肉痉挛，预防颈椎病。需要注意的是，在做的过程中呼吸要均匀，动作需要缓慢柔和，不可用力过猛，速度不宜过快，另外，尽量避免在空腹情况下进行。

3.4 外治法——按揉大腿根部

大腿根部有很多重要经脉循行经过，比如足少阴肾经、足太阳膀胱经、足少阳胆经、足厥阴肝经，所以大腿根部也是气血交汇的地方，经常按揉可以有效地调动气血流通，加速全身血液循环，能够帮助我们消除多余的水分及赘肉。

按揉大腿根，首先选用坐位或者卧位的方式，双脚脚心相对，用食指、中指、无名指滑行触摸，检查是否有肿块、结节，之后将双手放至大腿根部，由外向内地进行按揉，用力要适中，每次按揉5分钟。

每天睡前按揉大腿根部，不仅可以调理肾经，提高"性福"指数及免疫力，延缓衰老，还可以疏通肝经，促进肝胆的排毒和代谢。同时也会促进全身的新陈代谢，加快脂肪的燃烧，起到减肥之效。腹股沟有淋巴结肿大及肿瘤转移的人是不可以进行按揉的。

这节我首先讲了肾的重要性。其次，我讲了肾气不足和肾精不足的危害。最后，我分享了四个调理肾、延缓衰老的方法，分别是止痛养脑妙方——大雄丸、滋阴驻颜汤、颈椎保健操及按揉大腿根部。

给女性的 38 个食疗妙方

荷叶山楂粥

组方搭配：生荷叶 10ｇ，生山楂 10ｇ，生决明子 15ｇ，白菊花 5ｇ，薏苡仁 15ｇ。

功效主治：本方可清热利湿，化浊降脂，显著减少肠道内脂质的吸收并清除过多脂质，起到调整肠道内代谢功能，降低体重的作用。

药用解析：生荷叶清心解暑，凉血化瘀，明代戴思恭的《证治要诀》中认为"荷叶灰服之，令人瘦劣"，其可调节脂肪代谢，降低胆固醇含量，广泛用于肥胖症的治疗。生山楂可消食健胃、行气化瘀、消浊降脂，菊花可疏风清热、平肝明目，二者都可减少血清总胆固醇，增多有保护作用的高密度胆固醇，抑制动脉硬化、斑块的产生。生决明子清肝明目、润肠通便，可减少肠道对胆固醇的吸收，达到显著降血脂的功效。薏苡仁有很高的营养价值，可利湿健脾、舒筋除痹、解毒散结，可降低血脂、调节胰岛素代谢，在降脂的同时预防糖尿病。几味药共用，降脂减肥的效果明显，血脂异常、肥胖症患者可考虑使用。

煮服方法：食材放入锅中，水煮半小时后饮用，每周两次。若儿童年龄较小，可用本方各 3 ~ 5g，减量煮水服用，亦可单独用生山楂 3 ~ 5g 煮水服用。

使用注意：脾胃虚寒、腹痛腹泻者慎用。配合日常饮食与运动的调节，减肥效果更佳。

益气降脂茶

组方搭配：赤灵芝 5g，生山楂 10g，三七粉 3g。

功效主治：本方可益气健脾、化浊降脂，适用于血脂升高的肥胖且伴有乏力、懒言、困倦的人群。

药用解析：灵芝水提物中除含有人体必需的多糖类、蛋白质、维生素、氨基酸外，还有甾醇、内脂、香豆精等，其中矿物质和微量元素也极其丰富。灵芝水提物的实验结果表明：它可有效降低血清胆固醇含量，减少低密度脂蛋白，增加保护血管的高密度脂蛋白，具有明显的降血脂功能，对于预防动脉硬化具有积极作用。生山楂能明显降低高脂血症家兔和大鼠的血脂，对动脉粥样硬化有治疗作用，其药理作用还可保肝、降压。近年发现山楂含有的牡荆素不仅能阻断致癌物质亚硝胺的合成，还可抑制黄曲霉素的致癌作用，尤其适合消化道癌症的高危人群食用。三七粉是中药中常用的降脂药物，是清理、保护血管的"清道夫"，其可明显降低血液中的胆固醇与低密度脂蛋白，降低血液黏稠度，并改善血液循环，并可抗心肌缺血、抗动脉粥样硬化，保护脑组织、保肝、双向调节血糖。方中三药并用，具有益气健脾，化浊降脂的功效，组方精妙，补而不滞。

煮服方法：生山楂、赤灵芝煮水 40 分钟左右，放入三七粉服用即可。

使用注意：月经量多者及孕妇忌服。

高血压

清肝降压茶

组方搭配：白菊花 5 g，生决明子 15 g，生莱菔子 15 g。

功效主治：本方具有清肝泻热、润肠通便、降脂降压的功效，适用于因肝火旺盛而失眠、便秘及血压和血脂异常的人群。

药用解析：菊花性味苦甘、微寒，归肺、肝经，可疏风散热、清热解毒、平肝明目，其中黄菊花侧重于疏散风热，白菊花侧重于平肝明目，多用于风热感冒、眼目昏花、目赤肿痛、头痛、眩晕等疾病治疗；菊花对预防高血脂疾病具有重要意义，可升高高密度脂蛋白浓度、降低低密度脂蛋白的浓度。生决明子味甘、苦、咸，性寒，归肝、大肠、肾经，有清肝明目、润肠通便的功效，生决明子泻肝经实火力较强，凡肝火上炎之目赤肿痛、肝经风热之羞明流泪、肝阳上亢之头痛眩晕及大便秘结、习惯性便秘诸证均可用之；生决明子中的有效成分可解除血管平滑肌痉挛而降低血压，还可改善脑部微循环，增加脑血流量并可镇静安神，可用作高血压、失眠患者的辅助治疗；另外，生决明子还能抑制血清胆固醇升高及主动脉粥样硬化斑点形成，改善体内胆固醇的分布状况，减少肠道对胆固醇的吸收。生莱菔子归肺、脾、胃经，有消食除胀、降气化痰的功效，《本草纲目》中记载其"下气定喘，治痰，消食，除胀，利大小便，止气痛，下痢后重，发疮疹"；生莱菔子可使血管扩张，使血压下降，并有调节血脂的作用。以上三药合用，可起清肝泻热、降脂降压的功效，还可润肠通便。

煮服方法：以上三者用清水浸泡40～50分钟，大火煮开后，小火煮20分钟即可。

使用注意：脾胃虚寒、腹痛腹泻者慎用。

高血糖

三鲜饮

组方搭配：鲜藕100 g，鲜茅根80 g，鲜梨1个。

功效主治：本方具有清热养阴、生津止渴的功效。适用于肺胃热盛引起的两侧面颊发红、鼻头发红、痤疮、牙痛、口气重等病证，同时有美容养颜的功效，为沈氏女科常用食疗方。

药用解析：藕为中国南方常食用蔬菜之一，谚语有"男不离韭，女不离藕"之说，女子以血为本，以肝为先天，藕凉血止血又养血，现代营养学研究表明藕含有丰富的维生素 C 及矿物质，对促进细胞新陈代谢、防止皮肤粗糙有较好的疗效，故女性常食莲藕有美容养颜的功效。《本草经疏》中说："藕，生者甘寒，能凉血止血、除热清胃，故主消散瘀血、吐血、口鼻出血、产后血闷，治金疮伤折及止热渴、霍乱、烦闷、解酒等功，熟者甘温，能健脾开胃、益血补心，故主补五脏，实下焦，消食、止泻、生肌，久服令人心欢止怒也。"可见藕是妇孺童妪、体弱多病者强身健体之滋补佳珍。白茅根为药食两用之材，含有蔗糖、葡萄糖、果糖、木糖、淀粉、甘露醇等物质，从药理学角度讲，具有抗菌消炎、止血利尿、镇痛、提高机体免疫力等作用。中医认为白茅根可清肺胃之热、生津止渴，治疗热性病的烦渴及胃热呕哕等症，鲜者为食疗上品。梨为秋季常见水果，其果肉甘甜多汁，色白入肺，有生津止渴、清热降火、润肺去燥、止咳化痰、养血生肌等功效，同时还有降低血压、清热镇静的作用。三者合用，可调理糖尿病初期阴虚火旺的症状，也可在预防阶段发挥重要作用。

煮服方法：鲜藕洗净切薄片，与洗净的鲜茅根加入清水同煮，文火熬 30 分钟，滤渣取汁，鲜梨榨汁兑入饮用即可。

使用注意：脾胃虚寒、畏寒肢冷者慎用。

囊肿结节

沈氏女科散结方

组方搭配：浙贝母3g，山慈菇3g，生薏苡仁10g。

功效主治：本方具有健脾利湿、化痰散结的功效。散结方为沈氏女科临床用来治疗卵巢囊肿、肝肾囊肿、甲状腺囊肿等良性肿瘤以及各种结节的有效方，其中浙贝母为主药，开郁散结、化痰解毒，生薏苡仁健脾利湿、解毒散结，山慈菇清热解毒、化痰散结，三者共用可开郁散结，消解痰核。

药用解析：贝母依据产地主要可分为川贝母、浙贝母。川贝母重在养阴润肺、止咳化痰。浙贝母重在解毒散结、消痈化痰，是消除囊肿结节、抗肿瘤的常用药物，并可祛痰、镇咳、降压、止泻、消除胆结石。山慈菇有抗肿瘤作用，《本草新编》中说："毒之未成者为痰，而痰之已结者为毒，是痰与毒，正未可二视之也。"囊肿、结节正是痰湿郁结，化而为毒，而浙贝母不仅可化痰，更可散毒，对于囊肿、结节的消除有较佳药效。山慈菇亦为消痰散毒之要药，可消痰、散毒、化结，其药理作用可选择性地杀伤肿瘤细胞，抑制细胞分裂，抗毛细血管生成，并可增强造血功能、降糖、抗辐射、抗菌。生薏苡仁可解毒散结，有抗肿瘤的作用，还可以调节脂质、糖类代谢，综合调理身体机能，促进代谢恢复正常。三者合用，可起到消除囊肿、结节的功效。

煮服方法：将上方所有食材放入水中，浸泡1小时后，大火煮开，小火煮20分钟，降温后即可一日分两次服用，最多连续服用2周。

使用注意：山慈菇中的秋水仙碱有小毒，可能会损伤少量细胞，但未见山慈菇产生毒副作用的报道。应在每次煮服时，将山慈菇的量控制在10g以内，勿过量使用，使用时间不超过2周。

中暑

荷叶莲蓬饮

组方搭配：鲜莲蓬1个，生荷叶10g，百合10g，白芍10g。

功效主治：本方具有祛湿解暑、清心除烦、养阴清热、凉血安神的功效。适合于夏季暑湿侵袭引起心慌胸闷，头目昏沉，肢体困倦，不渴或口渴不欲饮水，舌苔黏腻，自觉食物淡然无味的人群。

药用解析：莲入药使用最早见载于《神农本草经》，名藕实茎，为莲的根茎部分，属上品药。莲蓬性味苦寒，无毒，主要包含莲房与莲子。莲房主要含有原花青素、金丝桃苷和异槲皮苷等，具有止血、抑菌、调节血脂和增强免疫力等药理作用，莲子、莲子心主要含有钠、钾、钙、铁等元素，以及生物碱与黄酮类成分，具有降压、抗心律失常和抗心肌缺血再灌注损伤的药理作用，人体中暑时它可以维持心血管功能，护心健体。百合是中国古老、传统的食疗方药，据《本草纲目》中记载："百合新者，可蒸可煮，和肉更佳，干者作粉食，最益人。"百合化学成分复杂，主要的药理作用来自百合多糖与皂苷，其具有抗肿瘤、抗氧化、降血糖、调节大脑皮层、抗抑郁的功效。白芍主要成分为白芍总苷，可镇痛，有较强的抗惊厥、保肝作用，可降低血液黏稠度，改变血液流变学，还有扩张血管，治疗高血压的作用。荷叶有着祛湿清暑的功效，其中的黄酮和生物碱可降低血液黏稠度，促进脂质代谢，可有效降低血液中的血脂与血液黏稠度，使血液的流通循环更加顺畅。四味药物合用，可保护心脏，稳定心率，调节大脑皮层，抗氧化，降低血液黏稠度，经常服用，对于中暑引起的症状有一定的缓解作用。

煮服方法：煮水，代茶饮。不可大口吞服，应缓慢饮用，半天可饮 800 ~ 1000 毫升，最好温热时饮用，2 ~ 3 天服用一次，连服一周。

使用注意：不宜冰镇饮用，以免寒冷伤及机体阳气。脾胃阳虚、怕冷、易腹泻者减量服用。

乌发

四黑滋元乌发粥

组方搭配：桑葚 10g，紫米 50g，黑花生 20g，黑豆 20g。

功效主治："五色食疗法"认为黑色食物可以入肾，大部分可以补肾益精。本方中多为黑色食材，常服有乌发的作用，并可用于头晕目眩、目干、耳鸣、五心烦热、失眠多梦等肝肾阴虚的症状。

药用解析：桑葚性寒，味甘、酸，归心、肝、肾经，有滋阴补血、生津润燥的功效。桑葚又被称为"民间圣果"，含有丰富的活性蛋白、维生素、氨基酸等成分，常吃桑葚能显著提高人体免疫力，具有延缓衰老、美容养颜的功效，还能防止人体动脉硬化、骨骼关节硬化，促进新陈代谢。紫米性温，味甘，具有健脾益胃、补血养血、滋补肝肾的功效，因其含有丰富的营养，具有很好的滋补作用，因此被人们称为"补血米""长寿米"。研究发现紫米具有降血脂、保护心血管、抗氧化、改善睡眠质量等作用。黑花生味甘，性平，归脾、肺、肾经，其本身属于花生的一种，营养价值比较丰富，含大量花青素，具有很好的抗氧化作用，能够消除面部的色素沉着。黑花生含钾量高于普通花生，有益于高血压的调理，其含硒量高，对防癌抗癌有一定的功效。同时，黑花生还有增强人体免疫力，降低血压、血脂的功效。黑豆味甘、性平、无毒，有养血平肝、补肾壮阴、补虚乌发之功效。《本草纲目》中记载黑豆"为肾之谷，入肾功多，故能治水、消胀、下气，治风热而活血解毒"。研究发现黑豆具有防治骨质疏松、抗氧化及抗衰老等作用，黑豆中含有丰富不饱和脂肪酸和粗纤维，能有效降低血液中胆固醇含量，并有良好的通便作用。

煮服方法：将紫米、黑花生、黑豆加入水煮烂，后放入桑葚，开锅后即可食用。

使用注意：少年儿童及脾虚便溏者不宜多食，对桑葚过敏者不宜食用。

皮肤病

泡浴止痒方

组方搭配：蛇床子10g，地肤子10g，炒葶苈子10g，苦参10g，紫草10g。

功效主治：此方具有清热凉血、利湿止痒的功效。适用于湿热内盛、郁于肌表所致的皮肤瘙痒、湿疹、荨麻疹等各类皮肤病症状。

药用解析：方中蛇床子温肾燥湿、祛风杀虫，其挥发油可起到激素样作用，可抗心律失常，有镇静、促进记忆的作用，还可对抗皮肤病的变态反应，治疗皮肤过敏等问题。地肤子是《神农本草经》中的上品药，记载其"久服耳目聪明，轻身耐老"，其可治疗小便涩痛、灼热，还专治皮肤病，如湿疹、瘙痒等。其含有的三萜皂苷、生物碱等物质可起到抑制细菌与阴道滴虫的作用，还可显著抗组胺、减缓炎症、止痒。肺主皮毛，葶苈子可泻肺平喘，辅助治疗皮肤病，其含有的强心苷类物质可起到强心、抗菌、抗癌的作用。苦参性味苦寒，可燥湿杀虫，其化学成分可抗菌、消炎、双向调节免疫系统，还可显著抗心律失常，强心扩血管。紫草因其根呈紫色故得名，其可凉血活血、解毒透疹。其含有的萘醌色素类化合物等成分可显著抗病原微生物、抗炎、抗过敏，还起到解热、镇痛的作用，其还可调节免疫系统，抑制肿瘤生长。方中五味俱是治疗皮肤病的要药，同用泡水沐浴，可消炎抗菌，缓解皮肤病症状。

煮服方法：把以上药材放入 2000 毫升水中煎煮，水开后倒掉药渣，将药汁倒入浴缸或浴盆中，兑入凉水至适当温度，入浴缸泡浴或盆中坐浴均可。

使用注意：该方是在泡浴时透过皮肤吸收，可于体表杀灭病原微生物。若想要预防、治疗湿疹也可以用此方泡相应部位，止痒排毒。但请勿口服此方，如果皮肤过敏，湿疹加重者请勿使用。

润肤止痒粥

组方搭配：黑木耳 10g，葡萄 15g，当归 10g，百合10g，芦荟 10g。

功效主治：本方具有滋阴养血、润燥止痒的功效，以上五者煮粥食用可润燥止痒、美容养颜，适用于皮肤干燥、干痒者；芦荟单独涂抹外用，可起到润肤、杀虫、止痒的作用，也可修复皮肤损伤。

药用解析：黑木耳味甘，性平，具有滋养脾胃、安神润燥等功效，被誉为"素中之荤""中餐中的黑色瑰宝"，具有降血脂、降血糖、抗病毒、抑菌、增强机体免疫力等作用，另外黑木耳还具有抗氧化、抗衰老、抗辐射作用，可延缓衰老，加之滋养脾胃和润燥作用，可滋润皮肤，防止皮肤干燥。葡萄性平、味甘，归肺、脾、肾三经，能够有效抑制黑色素的合成，葡萄籽又具有抗氧化的作用，故葡萄可起到延缓衰老、美白肌肤的作用。当归素有"补血要药"之称，具有补血活血、调经止血、润肠通便的功效，中医认为人之血充可滋润皮肤，故当归在本方中起养血润肤的作用。百合有养阴润肺、清心安神的功效，可通过提供多糖、氨基酸及活性物质，调节机体免疫系统、内分泌系统及糖代谢，并清除体内氧化产物，提高机体对氧化产物的耐受度来发挥养阴润燥功效。芦荟具有抗氧化、降糖、止血、促进伤口愈合、消炎和抗病毒等药理作用，外用可预防皮肤不良反应、止血、加速愈合并可以重塑瘢痕，修复受损的皮肤组织。以上诸药合用，可以起到滋阴养血、润燥止痒的作用。

煮服方法：先把食材洗净备用，首先把当归用水煮20分钟，然后将黑木耳、葡萄、百合用当归水煮30分钟左右，煮熟后放入新鲜的芦荟，开锅后即可食用；或芦荟捣碎直接外用涂抹于患处即可。

使用注意：脾胃虚弱者不宜多食。芦荟过敏者禁用。

益胃美肤汤

组方搭配：山竹 3 个，荸荠 2 个，石斛 10g，白及 5g，莱菔子 10g。

功效主治：本方具有益胃养阴、清热利湿、化痰祛浊、生肌美白的作用。主要用于治疗皮肤萎黄、色素沉着、皮肤无光泽等皮肤疾患，或者食欲不振、大便干燥、饥不欲食等症状。

药用解析：山竹为泰国等东南亚地区水果，其果实颜色雪白，柔软多汁，甜而略带酸味，具有独特香味，质地细腻，入口即溶，鲜美爽滑，被誉为"果中皇后"。中医认为其性偏寒凉，对虚火上炎、声音沙哑、双眼红丝等症状具有很好的食疗效果，并且具有清热健脾、益胃生津之功效，主治口干口渴、大便干燥、食欲欠佳等症。荸荠被称为"地下雪梨"，属于食药两宜，果蔬两吃的食物，荸荠富含蛋白质和碳水化合物，具有凉血解毒、利尿通便、消食除胀等功效。石斛药用历史悠久，《神农本草经》中将其列为上品，清代陈修园的《神农本草经读》中记载其"主伤中，除痹，下气，补五脏虚劳羸瘦，强阴，久服厚肠胃"。石斛益胃生津、滋阴清热，药理学研究证实其在胃黏膜损伤、胃肠运动、消化液及消化酶分泌、肠道菌群、肠道免疫等方面具有明显作用。白及是传统中药，应用广泛，其性微寒，味苦、甘、涩，归肺、胃、肝经，有收敛止血、消肿生肌的功效。白及所含胶质能显著缩短凝血时间，使末梢血管内的红细胞凝集形成血栓从而局部止血，因而常用白及治疗体内外出血诸证。莱菔子即为萝卜籽，为常用消食药，其消食除胀力宏，用于治疗食积气滞、胸满闷胀、嗳气吞酸、泻痢不畅；祛痰降气力专，用于治疗痰浊壅盛、喘息咳嗽等实证。莱菔子所含芥子碱有明显的降压作用，且效果稳定，是治疗高血压的有效药，所含莱菔素、脂肪油（油中含大量芥酸、亚油酸、亚麻酸）有祛痰、镇咳、平喘、改善排尿功能及降低胆固醇、防止动脉硬化等作用。

煮服方法：各食材洗净，用清水把石斛、白及、莱菔子浸泡30 分钟后，放入山竹和荸荠，开锅后即可食用，也可将山竹与荸荠直接食用。一周服用 2 ~ 3 次。

使用注意：脾胃虚寒、胃脘胀满、腹泻者不宜饮用。

头痛

平肝止痛饮

组方搭配：川芎 6g，天麻 6g，白芷 6g，蔓荆子 6g。

功效主治：本方具有平抑肝阳、祛风止痛、清利头目的功效，适用于缓解紧张或劳累后引起的精神困倦、心慌、耳鸣、头疼等肝阳上亢证。

药用解析：川芎辛温香燥，走而不守，既能行散，上行可达巅顶；又入血分，下行可达血海，有活血行气、祛风止痛之功效；《神农本草经》中称其"主中风入脑头痛，寒痹，筋挛缓急"，川芎中的川芎嗪等成分可有效促进血管的舒张，具有改善微循环的功效，且可增加脑皮质血流量，有利于改善头痛症状。天麻有息风止痉、平抑肝阳、祛风通络等功效；目前临床研究已证明天麻素尤其在治疗偏头痛方面具有明显的镇痛作用，其机制为增加脑血流量，改善脑循环；另外，天麻还具有改善疲劳、改善睡眠、增强免疫力、防治老年痴呆等多种作用。白芷性味辛温，能解表散寒，气味芳香，能走善通、通窍止痛，可用于治疗风寒感冒、阳明头痛、眉棱骨痛、风湿痹痛等病症，是治疗阳明经头痛的要药。蔓荆子具有清肝经风热、清利头目、止头痛之功效，临床对眶上神经痛、外感风热、头风头痛、牙龈肿痛等症确有良效；蔓荆子具有增进微循环、松弛血管和镇痛作用，对三叉神经痛有效，并可治神经根型颈椎病眩晕。以上四药合用，平抑肝阳、通络止痛效果佳，可引经上行、减轻头痛、缓解疲劳。

煮服方法：以上四种药物煮水 20 分钟左右，茶饮服用即可。

使用注意：月经量多、淋漓不尽者及孕妇忌用。

便秘

润肠舒畅饮

组方搭配：核桃仁 5g，生决明子 10g，白菊 5g，当归 5g。

功效主治：本方可增液行舟，润肠通便。适用于气阴不足，大便干结或多日一行，或觉大便不净、量小偏细的人群。

药用解析：核桃仁养胃、补血、润肺、养神，其可以降低肠胃对碳水化合物的消化吸收，避免心肌梗死，能有效降低血液的胆固醇浓度，起到保护心脏的作用。其次核桃仁可抑制血小板聚集，可抗血栓、抗凝血，起到稳定斑块的作用；核桃仁含油脂成分，润肠通便功效较好。决明子又名草决明，其生用可泻肝热、通便、减肥，炒决明子通便作用较弱。决明子可降血压、降血脂、促进胃液分泌，与白菊花同用可缓泻通便，治疗便秘。白菊花味苦、甘，性微寒，归肺、肝经，具有清热解毒、平肝明目、润肠通便的功效，现代药理学研究发现菊花具有保护肝脏系统的作用，其可保护肝损伤、抗肝纤维化、抗肝炎、抑制肝癌细胞增殖或转移；另外，菊花还具有降糖、降脂、抑菌、抗氧化、抗衰老、抗抑郁等诸多作用。当归可养血活血、润肠通便，以上四味药物组合，增强润肠通便的效果，且可补充大肠津液，促进大肠蠕动吸收，使大便通畅、成形，提高生活质量。

煮服方法：将以上四味药物煮水，大火煮开，小火煮 20 分钟后降温服用。一天分 2 次服，饭前服用即可。

使用注意：本方虽无毒，亦非泻药，但其久服则大便稀溏，故大便通畅即可停服。腹泻腹痛者慎用。

黄芪苏麻粥

组方搭配：黄芪 10g，苏子 10g，火麻仁 10g，粳米 150g。

功效主治：本方补脾益气、润肠通便，适用于大便干结、量少、排便不净或排出无力，伴有气短、乏力、懒言的人群。

药用解析：黄芪益气固表止汗、利水消肿生肌。《汤液本草》云："补五脏诸虚不足，而泻阴火，去虚热。无汗则发之，有汗则止之。"黄芪能抗肿瘤和提高机体免疫力。在心血管方面，黄芪能抗心肌损伤，保护心肌，增强心肌收缩力，降低患冠心病、冠状动脉粥样硬化等疾病的风险。苏子、火麻仁为油脂含量较多的食物，可润肠通便。火麻仁在我国广西等地作为食物广泛使用，长期服用则大便通畅。同时，火麻仁通过激活钙调神经磷酸酶可以改善学习记忆力，在突触功能活动（包括学习记忆）依赖性调控中起关键作用，可以有效提升记忆力，并能起到降压作用。苏子可降气消痰、润肠通便，其有效成分可降低胆固醇含量、降低血脂，并可抑菌、抗氧化。粳米性平，无毒，归脾、胃、心、肺经，具有健脾和胃、补中益气、养阴生津的功效，其煮粥可增强脾胃的消化能力。

煮服方法：将黄芪、苏子、火麻仁洗净烘干，打成细末。倒入 200 毫升温水，用力搅拌均匀，待粗粒沉淀物下沉后，取药汁备用。洗净粳米，以药汁煮粥。每日饭前服用，连服 1 ～ 2 周即可。

使用注意：高血压、口舌生疮者禁用。

积食

健脾开胃散

组方搭配：焦山楂 10g，谷芽 10g，麦芽 10g，神曲 10g。

功效主治：本方具有健脾和胃、消食化积的功效。适用于消化不良、积食胃胀、食欲不佳的人群。

药用解析：方中山楂可消食化积，尤善消除肉类的积食，其化学成分可增加胃中消化酶分泌，调节胃肠运动功能，焦山楂不仅酸味减弱，不影响胃酸过多的人群食用，且增强了苦味，更长于消食止泻，还可起到抗疲劳、抗心肌缺血、保肝、抗菌的作用。谷芽、麦芽味甘，消食和中，常用于治疗小儿、成人的厌食症、消化不良，善于帮助消化米面淀粉类食物的积食。神曲是一种酵母的制剂，可调节肠道菌群，起到消食和胃的作用，其专消饮酒导致的消化不良，即酒积，也可化谷麦淀粉类的积食。方中四者都是消食化积的常用药，同用可消除各类积食，帮助恢复消化功能。

煮服方法：方中四味药等量研粉，每次取 3g，以开水冲服。消化不佳时一日服 2 次，一周服用 2 ~ 3 次即可。

使用注意：食欲亢盛者勿服用此方。

桃仁红花粥

组方搭配：桃仁 15g，红花 6g，粳米 100g，适量红糖。

功效主治：本方具有活血通经、化瘀止痛、润肠通便的功效。适用于闭经、痛经、瘀滞腹痛、燥结便秘的人群。

药用解析：桃仁味苦、甘，性平，归心、肝、大肠经，主要功效为活血祛瘀、润肠通便、止咳平喘，临床上常用于治疗闭经、痛经、肠痛、燥结便秘等；桃仁可通过增加局部血流量、降低血液黏稠度、改善血流动力学等，实现活血化瘀的作用；而且桃仁中含有的脂肪油，起到润滑肠道的作用，有利于机体的排便。红花味辛，性温，归心、肝经，主要功效是活血通经、散瘀止痛，临床上常用于治疗闭经、痛经、瘀滞腹痛；此外红花具有抗焦虑作用，可改善经期综合征，且无明显副作用；红花能扩张血管、抑制血小板聚集、防止血栓形成、改善微循环，从而发挥活血作用。粳米性平，无毒，归脾、胃、心、肺经，具有健脾和胃、补中益气、养阴生津、除烦止渴、固肠止泻等功效；粳米与桃仁、红花配伍，作为佐助药，用以平和五脏，补血益气。以上三者合用，活血化瘀力强，可通经止痛，同时粳米补益脾胃，平和五脏。另外，可根据自身情况，加适量红糖调味，因红糖含丰富的蛋白质、氨基酸和多糖，可提高女性的免疫力，显著增强机体活力，同时能够养血补血、滋阴润燥，具有很好的美容养颜、延年益寿等功效，是女性的营养滋补佳品。

煮服方法：先将桃仁捣烂，后加入红花，煎煮15分钟，去渣取汁，然后加入粳米100克煮成稀粥，可以加红糖调味，每周服用1～2次。

使用注意：孕妇忌用。经期、出血性疾病患者慎用。

痛经食疗组合

1.痛经女性可补充富含维生素E和高碳水化合物类食品。维生素E有维持生殖器官正常功能和肌肉代谢的作用，其含量高的食物有谷胚、麦胚、蛋黄、花生油、香油等；碳水化合物能促进大脑中五羟色氨的水平，有抗抑郁作用，可预防经前紧张，其含量高的食物有豆类、胡萝卜、马铃薯、大白菜、韭菜。

2.根据痛经原因可分别给予温经、顺气、化瘀、补虚的食品。温经散寒食品如当归、羊肉、红糖、生姜、小茴香之类；气滞血瘀者应食活血通气的食品，如芹菜、荠菜、菠菜等；身体虚弱、气血不足者宜吃些补气血食品，如鸡、猪肝、猪血、牛肝、核桃仁、大枣等。

3.治疗期间保持饮食清淡，多饮水，多食蔬菜，可以进食具有一定抗菌作用的食物，如马齿苋、鱼腥草、苋菜等。

4.除以上外，还应避开容易引发或加重痛经的食物，如奶油、冰激凌、牛奶、咖啡、红茶、酒等；经期不吃生冷寒凉食品，如各种冷饮、冰镇饮料、生拌凉菜、梨、柿子、西瓜、马蹄等；

不吃刺激性食品，如辣椒、胡椒、辛辣调味品等，否则会加重盆腔充血、炎症，造成子宫肌肉过度收缩，导致痛经程度加剧。

护肝美容茶

组方搭配：白菊花5～10g，玫瑰花5～10g，生山楂10～15g。

功效主治：本方具有疏肝理气、清热明目、养血活血的作用。适用于肝气不舒引起的情绪抑郁焦虑、生气郁闷、面色暗淡等人群。

药用解析：菊花味苦、甘，性微寒，归肺、肝经，具有清热解毒、平肝明目的功效，其中黄菊花侧重于疏散风热，白菊花则侧重于平肝明目；现代药理学研究发现菊花具有保护肝脏系统的作用，其可保护肝损伤、抗肝纤维化、抗肝炎、抑制肝癌细胞增殖或转移；另外，菊花还具有降糖、降脂、抑菌、抗氧化、抗衰老、抗抑郁等作用。清代张德裕著《本草正义》曰："玫瑰花香气最浓，清而不浊，和而不猛，柔肝醒胃，疏气活血，宣通窒滞，而绝无辛温刚燥之弊。"玫瑰花中提取的挥发油有护肝、解毒、利胆作用，对治疗肝炎、胆囊炎和胆结石有辅助效果；其次，玫瑰花可降低总胆固醇水平，提升高密度脂蛋白，具有降低血脂的功能；另外，玫瑰花可清除自由基、抗氧化，从而达到延缓衰老、美容的作用。山楂对肝脏有以下保护机制：一是能增强肝组织抗氧化作用，清除氧自由基，使肝脏受自由基攻击程度降低，从而发挥肝保护效应；二是降低致炎因子的释放，从而保护肝脏，能减轻肝细胞肿胀、坏死和炎症程度；三是山楂对酒精性脂肪肝具有预防作用，并可通过抗氧化达到保护肝脏的作用。此外，山楂有消食和胃、化浊降脂的功效，能显著降低血清胆固醇及甘油三酯水平，有效预防和治疗高脂血症。以上三药合用，可起保护肝脏的效果，辅以降血脂、抗衰老，可广泛用于日常保健。

煮服方法：以上三者煮水10分钟左右，当茶饮服用即可。

使用注意：有吐酸、胃酸症状或原有胃炎、胃溃疡等胃部疾病患者，应减少生山楂用量。

三花饮

组方搭配：玫瑰花3g，白梅花3g，红花3g。

功效主治：本方具有疏肝解郁、理气和中、养血美容的功效，适用于肝郁引起的情绪郁闷焦虑、胁肋胀痛、胸闷口苦等人群。

药用解析：玫瑰花具有行气解郁、活血行气等功效，清代张德裕著《本草正义》中认为玫瑰花为气分药中"最有捷效而最为驯良者"。现代研究发现玫瑰花具有镇静、安抚、抗抑郁的作用，对人的身心健康大有裨益；此外，玫瑰花既能活血散瘀，又能解毒消肿，因而能消除因内分泌功能紊乱而引起的面部暗疮、色素沉着、黄褐斑等症状，起到美容养颜的作用，再加上玫瑰花中的多种成分均有抗氧化、清除自由基能力，故玫瑰花还有延缓衰老的作用。白梅花是理气解郁药，具有疏肝和中、化痰散结之功效，尤其抗抑郁作用效果佳，其通过抑制炎症反应、调节下丘脑—垂体—肾上腺轴功能来发挥抗抑郁作用；另外，白梅花可以干扰黑色素形成，具有美容美白的功效。红花味辛，性温，具有散瘀止痛、活血通经等功效，现代研究还发现红花可以改善肝功能，具有保肝的生理活性。玫瑰花和白梅花均具有疏肝解郁的功效，二者合用可舒缓抑郁情绪；红花归心、肝经，与玫瑰花合用可养血活血，补而不滞；以上三者合用，疏肝解郁、理气和中、养血美容效果佳，可对症考虑使用。

煮服方法：玫瑰花、白梅花、红花三者煮水 10 分钟，也可当茶饮用。每周喝 2～3 次。

使用注意：孕妇、经期、出血性疾病患者及脾胃虚寒的人群慎用。

欢喜茶

组方搭配：佛手 5g，生山楂 5g，玫瑰花 5g，合欢花 5g。

功效主治：本方具有疏肝解郁、健脾和胃的功效，适用于情绪抑郁、烦躁不安、失眠健忘、面色晦暗、颜面部黄褐斑多的人群。

药用解析：佛手具有疏肝解郁、理气和中的功效，能改善情绪，缓解应激障碍（如焦虑、抑郁、痴呆行为障碍等）。研究发现其通过调节血清皮质酮水平和海马组织脑源性神经营养因子表达水平来发挥抗抑郁作用。生山楂具有消食和胃、降脂减肥的功效；山楂中的多种成分均有降脂作用，能显著降低血清胆固醇及甘油三酯，起到降脂减肥的作用；另外山楂原花青素能够有效清除自由基，对机体抗衰老也有积极作用。玫瑰花归肝、脾经，具有疏肝解郁、行气活血、美容养颜之功效，《随息居饮食谱》中描述玫瑰花"调中活血，舒郁结，辟秽，和肝"；玫瑰花疏肝解郁，具有镇静、安抚、抗抑郁的作用；玫瑰花自古是一种天然美容护肤佳品，玫瑰花中的多种成分均有抗氧化、解毒排毒作用，因而能消除面部暗疮、色素沉着、黄褐斑等，起到滋养容颜、延缓衰老的作用。合欢花归心、脾经，具有解郁安神的功效，常用于心神不宁、抑郁失眠等症，为治疗肝气郁结之情绪抑郁或烦躁、失眠之要药，众多古代经典著作对合欢花功效均有记载，如《神农本草经》谓其"主安五脏，利心志，令人欢乐无忧，久服轻身，明目，得所欲"。《饮片新参》中记载为："调和心志，开胃，理气解郁，治不眠。"佛手配玫瑰花与合欢花，可疏肝解郁、调畅情志，再加以生山楂，既和中焦，又降脂减肥，四者共奏疏肝解郁、健脾和胃之功效。

煮服方法：以上四药各5g，加入500毫升水煮开，后再煮5～10分钟即可饮用，每周可饮用3～4次。

使用注意：脾胃虚寒、腹泻腹痛者及孕妇慎用。

滋肾清火茶

组方搭配：莲子 10 g，枸杞 10 g。

功效主治：本方具有滋补肾阴、宁心养血、明目安神的功效。适用于肾阴虚火旺、虚火上炎导致的目赤昏花、神经衰弱、失眠、面色萎黄等症状。

药用解析：枸杞子含有丰富的胡萝卜素，维生素 A_1、B_1、B_2、C 及钙、铁等眼睛健康所必需的营养物质，擅长明目，故枸杞子又称"明眼子"。历代医家治疗肝血不足、肾阴亏虚引起的视物昏花和夜盲症，常常使用枸杞子。枸杞补气强精、滋补肝肾，有提高机体免疫力的作用，具有抗衰老、止消渴、抗肿瘤的功效，此外还可降低血压、血脂和血糖，防止动脉粥样硬化，保护肝脏，防止脂肪肝、促进肝细胞再生。莲子含有维生素 C、蛋白质、糖类、脂肪，以及钙、磷、铁、铜、锰、钛等微量元素，所以莲子也是一种良好的滋养食品，对于治疗慢性胃肠功能障碍、腹泻、失眠、神经衰弱、女子带下病等都有良好效果。现在普遍认为莲子可补中益气、宁心安神、涩肠固脱，为食疗佳品。

煮服方法：莲子不去莲子心，先用凉水浸泡 15 分钟后大火煮开，小火炖煮半个小时，煮至绵软后，放入枸杞，再煮 5～10 分钟即可开锅饮用。每周可饮用 3～4 次。

使用注意：怕冷、手脚冰凉、夜尿频繁、小便失禁者不宜饮用。

二子泻火茶

组方搭配：莲子 10g，生栀子 5g，冰糖适量。

功效主治：本方具有养心安神、泻火除烦、凉血解毒的功效，为夏季高温之解暑良方。适用于心火亢盛所致的额头发红、烦躁失眠、舌尖红赤、口舌生疮、小便短赤、便秘等症。中医认为夏季在五行中属火，对应心，故夏季养生可清心火。

药用解析：莲子为药、食两用之材，其性平、味甘涩，入心、脾、肾经，有补脾止泻、益肾涩精、养心安神之功效，主治夜寐多梦、失眠、健忘、心烦口渴、腰痛、耳目不聪、遗精、淋浊、久痢、虚泻、妇女崩漏带下及胃虚不欲饮食等病证。莲子心味苦，却有显著的强心作用，能扩张外周血管，降低血压；莲子心还有祛心火的功效，可以治疗口舌生疮，并有助于清心安神，改善睡眠，还可以治疗慢性胃肠功能障碍、腹泻、失眠、神经衰弱，以及男子遗精、女子带下等疾病。栀子最早见于《神农本草经》，清代陈修园的《神农本草经读》中认为栀子"主五内邪气，胃中热气，面赤酒疱齄鼻，白癞、赤癞、疮疡"。中医学认为栀子味苦，性寒，无毒，归心、肺、三焦经，具有泻火除烦、清热利湿、凉血解毒之功效。现代药理研究发现栀子具有抗炎、抗氧化、降血压、调血脂及保肝利胆等药理作用，其主要有效成分为栀子苷。栀子与莲子相配，二子同用，清心除烦之力更专，泻火解毒之力更宏。

煮服方法：栀子用纱布包扎，与莲子共同煎煮 20 分钟即可，也可以放入少量冰糖。

使用注意：胃肠虚弱、脾胃虚寒、常腹泻者不宜饮用。

清心泻火粥

组方搭配：粳米 150g，银耳 15g，莲子 10g，荸荠 5 个。

功效主治：本方具有清心泻火、补气健脾、养心安神的功效，适合有心脾热盛、心烦不得眠、口舌生疮等病症的人群。

药用解析："粳米"一词出自《名医别录》："粳米，甘、苦、平、无毒、主益气、止烦、止泻。"粳米是一种较黏、涨性小、短而粗的稻谷，具有补中益气、止烦渴、止下利之功效。由粳米制作的粳米粥、米汤、粳米粉等物也常用于中药方剂中。银耳的药理研究表明，其富含蛋白质、碳水化合物、粗纤维、B 族维生素及矿物质等，可增强机体新陈代谢，促进血液循环，改善组织器官功能。银耳还含有一种类似于阿拉伯胶的物质，对皮肤角质有良好的滋养和延缓衰老作用，长期食用，可使皮下组织丰满，皮肤细腻、滋润而又有弹性。最引人注目的是银耳富含多糖类物质，有增强人体免疫力、调动淋巴细胞、增强人体白细胞吞噬功能、兴奋骨髓造血等功效，并可改善肝、肾功能，使高血脂患者血胆固醇及甘油三酯浓度下降。中医认为，银耳性味甘平，入肺、胃、肾经，有滋阴润肺、益胃生津之功效，适用于肺热肺燥导致的干咳、痰中带血及胃阴不足导致的咽干口燥、大便秘结等症状，为秋冬补阴润肺佳品。莲子为药食两用之材，莲子含有维生素C、蛋白质、糖类、脂肪，以及钙、磷、铁、铜、锰、钛等微量元素，所以莲子也是一种良好的滋养强壮剂，对于治疗慢性胃肠功能障碍、腹泻、失眠、神经衰弱，以及男子遗精、女子带下等，都有良好效果。莲子心味道极苦，却有显著的强心作用，能扩张外周血管，降低血压；莲子心还有很好的祛心火的功效，可以治疗口舌生疮，并有助于睡眠。

煮服方法：首先将银耳放入温水中泡发约半个小时，将荸荠洗净，削皮，切块后，将粳米先煮半小时，然后放入莲子、荸荠、银耳，煮熟后即可食用。每周可服用 2 ～ 3 次。

注意事项：糖尿病患者慎用。

珍决汤

组方搭配：珍珠母 10g，杭白菊 5g，生决明子 10g。

功效主治：本方具有清肝明目、重镇潜阳的功效，用于调理肝阳上亢导致的目赤肿痛、眼干流泪、头晕耳鸣、大便干结、眠中多梦等症。

药用解析：珍珠母镇静安神、潜阳降火，其可降上逆之肝阳，治疗肝阳上亢之头晕头痛、目赤耳鸣。其安魂魄，善于治疗神志疾病。珍珠母药理研究发现，它可以对抗脑缺血，促进骨骼修复，清除氧自由基，抗衰老。白菊花可清肝泻热明目，其性上行，可治疗眩晕、头目肿痛、目胀等症。白菊花药理作用有降血压、抗炎、抗菌、抗病毒等。决明子又名草决明，为治疗肝热、肝阳上亢导致目赤、眼部不适的主药，生用可泻肝热、通便、减肥，炒用通便作用较弱。决明子药理作用可降血压、降血脂、促进胃液分泌，与白菊花同用可缓泻通便，治疗便秘。

煮服方法：上方三味药用水浸泡 1 小时后，大火煮开，小火煮 20 分钟，放温后即可服用，一天分 2 次服，服用 1～2 周即可。

使用注意：阳虚体质，常觉寒冷者忌用。

补气

补气益心饮

组方搭配：干白果 5 g，山药 50 g，荸荠 50 g。

功效主治：本方具有补气养心、健脾益肺、化湿祛痰的功效，适用于心脾两虚所致的心慌气短、倦怠乏力、不思饮食、面色暗黄的人群。

药用解析：干白果味甘、苦、涩，具有敛肺化痰定喘，止带缩尿的功效，现代药理研究证实，白果富含维生素 E 及胡萝卜素，有降血脂、抗氧化、抗糖尿病、抗癌、降压、保护视力、抗菌、护肝以及免疫刺激等方面的作用，但干白果有小毒，不宜多食。

山药味甘，性平，归脾、肺、肾经，具有益气养阴、补脾肺肾、固精止遗的功效，是中医常用的一味健脾补气良药，《神农本草经》中言其"主治伤中，补虚羸，除寒热邪气，补中，益气力，长肌肉"；现代药理实验表明，山药还具有显著的降血糖、降血脂、抗氧化、抗衰老、护肝、调节脾胃、调节免疫和抗肿瘤等诸多作用。荸荠自古有"地下雪梨"和"江南人参"的美誉，《本草纲目》中记载荸荠能"治消渴痹热，温中益气，除胸中实热气"。荸荠可清热解毒、凉血生津、利尿通便、化湿祛痰、消食除胀，从营养学的角度看荸荠果肉中含有丰富的蛋白质、糖类、磷、钾、钙、铁、维生素、胡萝卜素等营养成分，能够满足人体正常生理需求，促进生长发育，促进牙齿和骨骼的生长，促进体内糖类、脂肪、蛋白质的代谢，调节酸碱平衡，从而保证生理机能的正常运行。以上三者合用，以补气养心、健脾益肺、祛湿化痰功效为主，具有极好的保健作用。

煮服方法：先将干白果洗净放入凉水中浸泡半小时，山药和荸荠削皮切片备用，干白果煮开后放入山药煮半小时左右，放入荸荠同煮 5 ～ 10 分钟即可。

使用注意：白果不宜多食、生食。

气阴双补茶

组方搭配：红景天 3 g，仙鹤草 6 g，麦冬 10 g，赤灵芝 5 g（普通灵芝 10 g）。

功效主治：本方具有气阴双补、养心活血的功效。适用于气阴不足，主要表现为气短、胸闷、乏力、口干舌燥等人群。

药用解析：红景天含有红景天苷，其作为一种有效制剂可以延缓人体衰老和降低衰老相关疾病的发病率，并改善运动性疲劳状态下神经递质紊乱的情况，达到缓解运动性疲劳的效果，其可抗缺氧，保护心脏、脑神经、肺、皮肤，并可显著降糖，治疗骨质疏松。仙鹤草可降低血清炎症细胞因子水平，提高胰岛素敏感性，改善胰岛素抵抗，缓解糖尿病的胰岛素抵抗从而发挥降血糖的作用，还能提高血小板黏附性、聚集性，增加血小板数目及加速血小板内促凝物质释放而止血。此外，仙鹤草具有抗凝血和抗血栓形成的作用，并且具有抗肿瘤作用和杀灭阴道滴虫的作用。麦冬清心除烦，滋养心肺阴液，其有抗心肌缺血和强心的作用，能增强心肌对缺血缺氧的耐受能力，增加冠脉流量，保护缺血的心肌细胞。灵芝可滋补五脏之虚，其性味甘、平，久服而不上火，其中野生者被称为"赤灵芝"，赤灵芝主要养心之气血，善补五脏之虚，可降血脂，消血管壁斑块，其还有抗肿瘤、抗病毒、保肝、抗氧化、抗衰老的药理作用，并可增强免疫力，改善记忆力，提高抗缺氧能力，是常用的滋补佳品。

煮服方法：上方四味药浸泡半小时后，水煎 20 分钟服用，一日一服，分 2 次服，连服 1 ~ 2 周即可。

使用注意：易上火者慎服。

七枣汤

组方搭配：红枣 7 颗，红糖适量。

功效主治：本方具有补中益气、养血安神的功效，另外还具有良好的美容养颜作用，尤其适用于气血不足的中老年女性。

药用解析：红枣营养丰富，药用价值高，是集营养和医疗保健于一体的优质滋补果品，素有"营养保健丸"和"木本粮食"之称；红枣性味甘、温，归脾、胃经，有补中益气、养血安神、缓和药性的作用；红枣长于养血，女性尤其是生育期的女性，月经过多或者有出血、崩漏者，术后或者慢性病虚弱的患者均适合食用红枣，另外脾虚患者，比如面色萎黄、乏力等症状，也可直接进食干红枣。红糖性温、味甘、入脾，具有益气补血、健脾暖胃、缓中止痛、活血化瘀的作用，清代名医王孟英的《随息居饮食谱》中记载红糖"暖胃缓肝，散寒活血，舒筋止痛"，女性适当食用红糖类保健品，可提高免疫力，同时能够养血补血、滋阴润燥，红糖中含有的叶酸、微量元素等可加速血液循环，增加血容量的成分，刺激机体的造血功能，是妇女产后的必备良品，也是久病体虚患者的营养滋补佳品。二者合用，补血养血效果好。

煮服方法：将 7 颗红枣洗净，每颗红枣用小刀切口，每颗不少于 5 刀，将红枣放入 500 毫升清水中煮 15 分钟即可，连汤带枣一起服用，如果血虚严重，面色苍白，可以再加一点红糖。

使用注意：糖尿病患者慎用。慢性胃炎、消化道溃疡患者应去掉枣皮服用。

药鸡汤

组方搭配：乌骨鸡1只，炒白术10g，甘草5g，当归5g，白芍5g，西洋参5片，茯苓5g，生地黄10g，川芎5g，生姜3片及大枣5枚。

功效主治：本药膳具有滋阴补肾、强健筋骨的功效。适用于产后恢复、虚损劳累、体质瘦弱的女性患者。

药用解析：药鸡汤的原料主要是乌骨鸡，中医称其为"药鸡"。乌骨鸡无毒、性平、味甘，具有滋补肝肾、益气补血、止崩治带等功效，《本草纲目》中记载："乌骨鸡益助阳气，甘平无毒，补虚羸弱，治消渴，益产妇。"乌骨鸡内含丰富的黑色素、蛋白质、B族维生素、微量元素，其烟酸、维生素E、磷、铁、钾、钠的含量均高于普通鸡肉，胆固醇和脂肪含量却很低，是营养价值极高的滋补品；此外，乌骨鸡可以补益肝肾、延缓衰老、强健筋骨，对于月经不调、缺铁性贫血也有很好的改善作用，对各类虚症及小儿生长发育迟缓、提高免疫力等也颇有良效。白术能健脾益气、燥湿利水；西洋参补气养阴，生津止渴，有抗心律失常、增强记忆力、增强免疫力的作用，两者合用，善于补气健脾，益肺生津。白芍入肝、脾经，具有养血敛阴、柔肝止痛、平抑肝阳等功效；当归素有"补血要药"之称，具有补血活血、调经止血、润肠通便的功效；川芎有活血行气、祛风止痛之功效；当归、白芍配伍，源自《金匮要略》的当归芍药散，具有养血调肝、健脾利湿、缓急止痛的功效；当归与川芎配伍长于养血补血，活血化瘀，最常用于治疗妇科疾病；以上五药合用，气血双补，达到益气摄血的功效。另再配伍茯苓利水渗湿、健脾宁心；生地黄补血滋阴、益精填髓；甘草不仅能补脾益气、清热解毒、止咳祛痰，还可调和诸药；生姜温中止呕；大枣健脾益气、养阴安神、调和药性；以上诸药补气养血滋阴，和乌骨鸡相配，补养效果更佳。

煮服方法：将乌骨鸡切成小块，放在清水中浸泡 30 分钟左右，去除血水，同时将中药材放入清水中浸泡 30 分钟，清洗干净后用纱布包好备用，锅中放入充足的冷水，然后放入乌骨鸡，待水烧开后焯一遍，撇去血沫，鸡肉稍微变色就捞出沥干，然后将乌骨鸡放入砂锅中，再放进之前准备好的中药材包，加入适量的开水，没过即可，加入少量的食盐，小火炖煮两小时左右即可食用。

使用注意：乌骨鸡不宜与兔肉、鲤鱼、大蒜同食；多年的鸡头不宜食用，鸡尾尖上的腔上囊不宜食用。湿热内盛、口舌生疮者不宜食用。

养血通络羹

组方搭配：当归6～10g，木瓜10g，生山楂5g，牛肉300g，生姜3片。

功效主治：本方具有补益脾胃、养血活血、疏经通络的功效，适用于气血不足、血脉瘀滞所致气短乏力、头晕眼花、肢体酸痛等人群。

药用解析：当归味甘、辛，性温，归肝、心、脾经，具有补血活血、调经止痛、润肠通便的功效，《景岳全书》中谓当归为"气清而辛，故能行血，补中有动，行中有补，诚血中之气药，亦血中之圣药也"，当归因其活血补血、抗肿瘤、平喘、抗抑郁、抗氧化、镇痛、抗炎等药理作用在现代临床治疗心脑血管疾病、妇科疾病及抗肿瘤等方面也得到了广泛的应用。木瓜味酸，性温，归肝、脾经，具有舒经活络、和胃化湿的功效。木瓜具有多种保健作用，其富含维生素C和多酚类抗氧化物质，可有效减少自由基的堆积，达到缓解疲劳的作用，木瓜还有镇痛、抗炎、增强免疫力、降血脂、保肝、抗菌、抗胃溃疡、缓解肠损伤、抗肿瘤等药理作用。生山楂味酸、甘，性微温，归脾、胃、肝经，具有消食健胃、行气散瘀、化浊降脂的功效，其可调节胃肠功能、健脾消食、增强机体免疫力、降低血脂等。牛肉性味甘、平，入脾、胃经，可补脾胃、益气血、强筋骨，治疗虚损羸瘦、消渴、脾弱不运、痞积、水肿、腰膝酸软等症；牛肉含有丰富的蛋白质，可提高机体抵抗力，尤其适用于处于生长发育期的青少年及手术后、病后调养的患者，可以有效地补充失血、修复组织。生姜味辛，性微温，归肺、脾、胃经，少佐生姜可发挥其解表散寒、温中止呕、温肺止咳、解毒的作用。本方制作成药膳，可共同发挥保健作用。

煮服方法：当归、木瓜及生山楂用凉水冲洗干净，再置入凉水泡30分钟左右，将牛肉切成小块。另起一锅烧清水，水煮开后牛肉下锅，浮沫捞出，再将所泡药材下锅同煮，可适当加调味料调味，大火开锅转小火煮30分钟后加入生姜，再煮15～20分钟后出锅食用。

使用注意：孕妇慎用。

滋阴

杞莲薄荷粥

组方搭配：枸杞子5g，莲子肉10g，生薏苡仁50g，薄荷5g。

功效主治：此方具有滋阴清热、清利头目的作用。适用于阴虚火旺，舌苔干燥有裂痕，平时口干、眼干的人群。

药用解析：枸杞子性平、味甘，归肝、肾、肺经，主要功效为滋补肝肾、益精明目，可用于治疗虚劳精亏、腰膝酸痛、耳鸣眩晕等阴虚症状。莲子肉具有补脾止泻、止带、益肾涩精的作用，现代药理研究发现其具有调脂减肥、抑菌、抗炎、抗氧化、止血、改善睡眠质量等作用。薏苡仁即薏米，归脾、胃、肺经，味甘、淡，性凉，具有利水渗湿、健脾止泻、除痹排脓、解毒散结的功效，薏苡仁能清肺热，利胃肠之湿，现代药理研究表明薏苡仁具有抗肿瘤、抗炎、镇痛、降血糖、降血压和提高免疫力等作用。薄荷味辛，性凉，入肺、肝经，可疏散风热、清利头目、利咽透疹、疏肝行气，《本草纲目》中记载："薄荷，辛能发散，凉能清利，专于消风散热。故头痛、头风、眼目、咽喉、口齿诸病、小儿惊热，及瘰疬、疮疥为要药。"枸杞子与莲子肉合用，取其养阴之效，再加之薏苡仁健脾，薄荷清热，以上四者合用，共奏滋阴清热、清利头目之功效。

煮服方法：薄荷煮水，滤汁 2000 毫升左右，再放入薏苡仁熬粥，后加入枸杞、莲子肉，煮熟后即可食用。每天服用 1 次，每周服用 2～3 次。

使用注意：孕妇忌用，脾虚畏寒、易腹泻者慎用。

鸭血烩丝瓜

组方搭配：芦笋 100ɡ，丝瓜 100ɡ，鸭血 100ɡ。

功效主治：此方具有养阴清热、通利经脉的功效。适用于气阴两虚所致的口舌干燥、筋脉不利、四肢酸楚等症，久服可滋阴润燥、美容养颜、提高免疫力。

药用解析：鸭血热量低，口感软嫩，含有大量的血红素铁和优质的血红蛋白，可将体内的重金属等毒素排出体外，肠胃功能差的人较为适合食用，且其容易消化，营养成分高。芦笋在我国广泛种植，有极高的药用价值和保健功能，其中含有大量氨基酸、维生素、膳食纤维和矿物质等人体必需的营养元素，还有较强的抗氧化、抗衰老的作用，还可调血脂、抗疲劳、调节机体免疫力。丝瓜含有丰富的膳食纤维和酚类成分，可降血糖、血脂，并可保肝、抗菌、抗炎。

煮服方法： 丝瓜选取紧实新鲜者，去皮后切小段。丝瓜段、芦笋与鸭血放入开水中快速焯水后捞出。锅中放入少量油，放入蒜片爆香，放入鸭血、丝瓜、芦笋，再放入适量糖、盐，快速翻炒，加入少量淀粉勾芡后即可出锅。

使用注意： 注意各食材的新鲜程度，勿用腐坏食材。

补阳

山药羊肉粥

组方搭配： 羊肉50～100g，鲜山药200g，粳米250g。

功效主治： 此粥具有温脾和胃、生化气血的功效。适用于手脚冰凉、食欲不佳、小腹凉、易腹痛的人群。

药用解析： 山药可补脾、肺、肾三脏，益气止带，历代医家赞山药为"理虚之要药"，其含有多种营养素，有利于促进脾胃的消化吸收，是一味平补脾胃的药食两用之品。羊肉可温肾壮阳，温中暖下，其药理作用可以增加消化酶，保护胃壁，修复胃黏膜，帮助脾胃消化。粳米性平，无毒，归脾、胃、心、肺经，具有健脾和胃、补中益气、养阴生津、除烦止渴、固肠止泻等功效。粳米与山药、羊肉配伍，用以平和五脏，补血益气。以上三者合用，温脾和胃，生化气血。

煮服方法：先将羊肉用开水焯一下，去除血水，再加入清水，把粳米、山药一同加入锅中，煮粥食用即可。

使用注意：常上火、口舌生疮者不宜食用。

泡脚方

组方搭配：生姜5～10片，花椒40～50粒，艾草15g。

功效主治：本方具有温阳散寒、活血通脉的功效。适用于双下肢浮肿、怕冷等症状，尤其可以改善糖尿病患者下肢血液循环。

药用解析：生姜可以散寒祛风，药理研究发现其可以刺激毛细血管，改善局部血液循环，促进人体新陈代谢。花椒可祛除里寒、扶助阳气、利气行水，其含有丰富的营养物质和多种微量元素，具有抗血凝、降血脂、抗动脉硬化的作用。艾草可温经散寒、止血安胎，药理研究证实其可以有效抑制病毒，提高人体免疫力。三药合用，可以有效改善下肢的血液循环、微循环及经络的寒气凝滞状态。

煮服方法：将以上药材放入水中煮10分钟左右，加入凉水，将水温调至30～40摄氏度，泡15分钟即可，可每天使用或一周使用 2 ~ 3 次。

使用注意：下肢静脉曲张及皮肤溃破者不可使用。

养心健脾美颜

百合莲子粥

组方搭配：百合 10g，莲子 10g，白芍 10g，生薏苡仁 50g。

功效主治：此粥具有健脾养心、滋阴安神的功效。适用于脾胃虚弱所致的胃脘痛、心脾虚或心阴不足所致的心烦不眠等症，也可美容养颜、滋阴补血，缓解口干舌燥、皮肤暗淡的症状。

药用解析：百合是一味药食同源药材，可以养阴润肺、清心安神。目前对百合的药理研究表明其水煎剂具有止咳、平喘、祛痰作用，还能通过改善脑内单胺类神经递质的紊乱状态发挥抗抑郁的作用，百合甲醇提取物有一定的镇静催眠作用。此外，百合还有增强免疫力、升高外周白细胞的作用。莲子养心安神明目、健脾补胃、益肾涩精止带，兼能滋补元气，同样是一味药食同源的药材，富含丰富的营养，适合体质虚弱、慢性腹泻、失眠多梦、遗精滑精、月经过多、白带过多、淋浊带下、食欲不振者及癌症患者放化疗前后食用。莲子中所含的莲子多糖可增强人体免疫力，促进淋巴细胞转化。莲子多糖提取液具有较好的羟基自由基清除能力，能够延缓衰老。白芍具有补血柔肝、平肝止痛的作用，应用较广泛，有学者认为其许多作用类似人参，如解痉、抗炎、增强细胞免疫和体液免疫、扩张血管、增加血流量、降血压、抑制血小板凝集、抗菌、保肝等作用。生薏苡仁健脾利湿、清热排脓、养胃缓痛、补心安神，其味甘淡而利湿，性微寒而清热排脓，能解热抗炎、镇痛，还能显著改善下丘脑功能，促进排卵，目前普遍认为薏苡仁中一定配比的饱和脂肪酸在抗癌方面起主要作用，药理实验还证明，本品有抑制骨骼肌收缩、抗炎、抗肿瘤和增强免疫力等作用，且还可以轻度降低血糖。四药合用，共奏健脾养心、滋阴安神之效。

煮服方法：把食材洗净，先把生薏苡仁煮 30 分钟后，再放入其余食材，大火煮开后用小火煮 30 分钟左右，煮熟后即可出锅食用。一周服用 2 ~ 3 次。

使用注意：本品性偏寒，风寒咳嗽及中寒便溏者禁服。

双竹鸡

组方搭配：淡竹叶 10g，玉竹 6g，生姜 6g，竹丝鸡 350g。

功效主治：本品具有益气养血、滋阴清热、止渴除烦的功效，有较好的补虚作用，适宜失眠、劳嗽、身体虚弱等人群食用。

药用解析：淡竹叶味甘、淡，性寒，归心、胃、小肠经，可清热泻火、除烦止渴、利尿通淋。淡竹叶主入心经，清心火以除烦，入胃经泄胃火以止渴，对热病伤津、心烦口渴有很好的缓解作用,药理研究表明淡竹叶还可以起到预防衰老的作用。玉竹味甘,性微寒,归肺、胃经,可以养阴润燥、生津止渴。玉竹补而不腻,不寒不燥,故补益五脏,滋养气血,平补而润,久服不伤脾胃。药理研究发现本品可以降血糖、降血脂、缓解动脉硬化斑块的形成,使外周血管和冠脉扩张,延长耐缺氧的时间,对多种心脏病都有一定效果,同时还具有一定的美容护肤的作用,可润肤祛斑。竹丝鸡性平、味甘,具有滋阴清热、补肝益肾、健脾止泻等作用。食用竹丝鸡,可提高生理机能、延缓衰老、强筋健骨,对防治骨质疏松、佝偻病、妇女缺铁性贫血症等有明显功效。

煮服方法:淡竹叶、玉竹、生姜洗净,浸泡15分钟。鸡块洗净,冷水入锅去血水,之后锅中注水煮沸,放入鸡块、玉竹、淡竹叶、生姜,大火煮沸后转小火慢炖,约一个半小时,肉熟后加入适当调味品调味即可出锅。

使用注意:脾胃虚寒、腹泻腹痛者勿食用。

西红柿炖牛腩

组方搭配:牛腩800g,西红柿300g,山楂5g,木瓜100g,生姜5g,当归5g。

功效主治:此膳具有健脾和胃、养血通络的功效。适用于心之气血不足所致的气短乏力、头晕眼花等人群。

药用解析:西红柿色泽鲜艳,既是蔬菜,也可当作水果食用,深受人们喜爱。一个人每天生吃 1～2 个西红柿就可以满足一天维生素和矿物质的需要，其中的烟酸可降低毛细血管通透性，防止毛细血管破裂和血管硬化，可预防高血压的发生；番茄素具有利尿和助消化作用，对肾病患者尤为有益。番茄所含细纤维素还可促进肠道中腐败食物排泄、降低胆固醇及预防肠癌。牛肉味甘、平，入脾、胃经，可补脾胃、益气血、强筋骨，其含有丰富的蛋白质，氨基酸组成比猪肉更接近人体需要。加入生姜可健脾和胃，增强胃动力，山楂可消食、化肉积，两者都可防止积食。山楂还与当归一同起到养血活血的功效。当归被称为"补血圣药"，可改善造血功能，改善心肌供血。木瓜营养丰富，味道清甜、肉质软滑、多汁，既可生吃，又可做菜。据现代科学测定，木瓜中富含维生素 A、B_1、B_2、C，矿物质铁、钙、钾，还含有天然植物多糖、蛋白质、木瓜酵素及有机酸。其中所含有的 17 种氨基酸中包括了全部人体必需氨基酸，并且比例接近人体蛋白。其中磷、钾含量较高，维生素 A 及维生素 C 的含量特别高，是西瓜及香蕉的 5 倍。木瓜中的齐墩果酸可抗炎抑菌、促进脂肪再生、防止肝硬化，有降血脂、降血糖、抗衰老、增强免疫力等功效。本膳常服可养血通络、健脾和胃、兼养心血，加生姜、木瓜、当归、山楂等可防止出现腹胀食积。

煮服方法： 牛腩切小块，木瓜中取出木瓜籽，加入水一同腌制牛腩，减少异味。锅中加入葱姜片爆香，再加入适量老抽进行调色，翻炒后加入清水与当归和山楂一同炖制，可使得牛肉迅速软烂，炖煮 35 分钟，加入切好的西红柿、山楂，大火炖至汤汁浓稠即可出锅。

使用注意：脾胃湿热，口舌生疮者慎用。

健脾美肌茶

组方搭配：仙鹤草 10g，白扁豆 10g，红景天 5g，赤灵芝5g。

功效主治：此茶具有健脾益气、祛湿和胃的功效。本品适用于有大鱼际肌肉凹陷或皱褶、少气乏力、肌肉消瘦、纳少便溏等症状的人群。

药用解析：仙鹤草不仅能收敛止血还有补虚强壮作用，可用于治疗脱力劳伤之症，民间称为"脱力草"。研究表明仙鹤草可提高患者免疫力，可以有效控制肿瘤患者病情发展，改善生活质量。对于溃疡性疾病，仙鹤草可改善微循环、减轻黏膜炎症、消除水肿、加速修复和促进溃疡愈合等。此外，仙鹤草具有增加血小板数量，促进血液凝固而发挥止血的作用。白扁豆性微温，味甘，归脾、胃经，善健脾化湿、和中消暑。现代药理研究表明其具有抗炎、抗病毒、提高细胞免疫功能的作用。红景天味甘、苦，性平，归心、肺二经，善益气活血，通脉平喘。药理研究表明红景天具有抗疲劳、强心、抗炎等作用，能明显增强机体抗逆性和适应性作用，对病后衰弱、各类神经官能症、高山适应不全症、肌无力症等患者具有较好的效果。赤灵芝补五脏之虚，灵芝多糖具有广泛的免疫调节活性，能提高机体免疫力，并且其还具有清除自由基、抗肿瘤、抗衰老的作用。

煮服方法：把以上食材洗净，放入清水中熬煮 30 分钟即可，等待温热时饮用。

使用注意：口腔溃疡和易上火的人慎用。

补肾

调肾强志粥

组方搭配：枸杞 10g，芡实 10g，紫米 50g，花生 10g，黑豆 10g。

功效主治：此粥具有调肾阴阳、强筋健骨的功效。适用于肾虚所致的记忆力减退、注意力不集中、腰膝酸软、神疲乏力等症状。

药用解析：枸杞是一种药食两用的名贵植物，《本草纲目》中记载："枸杞子甘平而润，性滋而补，能补肾、润肺、生精、益气，此乃平补之药。"研究发现枸杞可使男性血中睾酮含量显著升高，同时能促进妇女排卵，增强性功能，提高生殖能力，对各种不育、不孕症均有显著效果，还具有提高人体免疫力、抗衰老、降糖降脂等作用。芡实味甘、涩，性平；有健脾止泻、益肾固精、祛湿止带的功能。芡实作为药食两用药材，有丰富的营养物质和良好的保健功能，研究发现芡实多糖能有效改善机体的能量代谢，通过加快肝糖原的分解和减少蛋白质、含氮化合物的分解，降低血尿素氮的含量，发挥抗疲劳作用，此外，芡实还能延缓衰老，抗心肌缺血和抗癌等。紫米性温，味甘，具有健脾益胃、补血养血、滋补肝肾的功效，因其含有丰富的营养，具有很好的滋补作用，因此被人们称为"补血米""长寿米"。研究发现紫米具有降血脂、抗氧化、保护心脑血管、改善睡眠质量等作用，同时紫米的纤维素很丰富，能促进肠道蠕动，加速粪便排出而达到润肠通便的作用。花生能健脾养胃、益气润肺。花生含有维生素 E 和一定量的锌，常食花生能增强记忆力，抗老化，延缓脑功能衰退，滋润皮肤；花生中的不饱和脂肪酸有降低胆固醇的作用，有助于防治动脉硬化、高血压和冠心病。黑豆味甘、性平、无毒。有解表清热、养血平肝、补肾滋阴、补虚乌发之功效。研究发现黑豆具有防治骨质疏松、抗氧化及抗衰老等作用，黑豆中含有丰富的粗纤维，有良好的通便作用。

煮服方法：将所有食材洗净，加水煮一小时左右，煮熟后即可食用。

使用注意：感冒发烧者勿用。

补肾健骨粥

组方搭配：生杜仲 10g，桑寄生 10g，紫米 100g，冬瓜 100g。

功效主治：本粥具有补肾助阳、补骨生髓的功效。适用于阳虚寒凝所致的腰酸腰痛、下身怕凉的人群，并可辅助调理贫血。

药用解析：生杜仲味甘、微辛，性温，归肝、肾经，具有补肝肾、强筋骨、安胎的作用。现代药理研究表明杜仲能促进成骨细胞增殖与分化，加速骨愈合和抗骨质疏松，松弛子宫平滑肌和改善勃起功能，调节人体的免疫功能、抗炎、抗氧化，护肾保肝等。桑寄生味苦、甘，性平，归肝、肾经，能补肝肾、强筋骨、祛风湿、安胎元，始载于《神农本草经》，名曰"桑上寄生"，被列为上品药。现代药理研究发现桑寄生具有抗炎镇痛、保护神经、增强记忆力、降脂、降压等作用。紫米性温，味甘，具有健脾益胃、补血养血、滋补肝肾的功效。药理研究发现紫米有降血脂、保护心血管、抗氧化、改善睡眠质量等作用。冬瓜性寒，味甘，清热生津，消暑除烦，在夏日服食尤为适宜，可用于护肾利尿，降脂减肥和预防高血脂、高血压等，在本方中，冬瓜性寒，可制约补肾药物的热性，使其补而不上火。

煮服方法：将生杜仲、桑寄生放入凉水中浸泡半小时后煮水，用煮的水大概 2000 毫升，加入紫米 100 克，慢火熬煮，约煮 30 分钟，煮熟出锅前将冬瓜切条放入锅中，稍煮 5 分钟，熟后开锅即可食用。一周喝 2 ~ 3 次。

使用注意：外感发热、口舌生疮者勿服用。